日本減肥名醫教你最有效的「背部拉筋減肥操」

我要瘦10kg

95%的脂肪完全燃燒消失！

医者がすすめる背伸びダイエット

佐藤萬成◎著
黃瓊仙◎譯

目錄 Contents

PART 3

95%的脂肪完全燃燒消失！

2種呼吸法＋3招背部拉筋操 全圖解

PART 4

「背部拉筋減肥操」的驚人成功案例

超過二〇〇〇人見證的瘦身奇蹟

PART 5

牢記瘦身3口訣：早吃水果、午吃米飯、晚吃蔬菜魚肉

「背部拉筋減肥操」飲食原則

PART 6

治好暈眩、頭痛、憂鬱症，不用吃藥打針

「背部拉筋」是最有效的健康瘦身法

PART 7

「背部拉筋」有助脊椎自律神經平衡，代謝力up，一定瘦！

日本免疫權威 安保徹V.S減肥名醫 佐藤萬成的健康對談

不流汗、不禁食，「背部拉筋減肥操」輕鬆瘦10公斤

超過二〇〇〇人見證的瘦身奇蹟

成立「減肥門診」至今已六年，已為超過二千人進行過這套「背部拉筋減肥操」計畫。其實，對於這個門診我從未宣傳或打廣告。可是，能有這麼多患者前來接受門診，全都要歸功於每個人親身體驗後的口碑宣傳：

「我真的成功瘦下12公斤了！」

「對減肥確實很有效！」

真的不敢置信，我的減肥門診成果斐然，迄今一直有人瘦身成功。我經常聽別人說：「沒見過效果這麼棒的減重門診」、「是不是用了什麼奇怪的方法？」其實，我只是使用極為普通的飲食控制和最簡單的「背部拉筋減肥操」

運動，幫助想瘦身的人達成願望。前來門診的人總是異口同聲地說：

「因為太胖，對膝蓋造成負擔，痛起來很難過，雖然很想走路運動，但是膝蓋卻痛得讓我寸步難行。」

「我因為腰痛去看骨科，結果醫生說我是因為太胖，讓腰部壓力過大。只要變瘦，腰痛就能改善。可是，腰痛實在太嚴重了，根本無法運動。」

「雖然想運動，但每天下班回家都累癱了，一回家就洗澡吃飯、喝杯啤酒，然後就早早上床睡覺了。」

「我只有假日才有時間運動，但是一放假，平日累積的工作疲倦感便傾囊而出，如果再運動，我一定會暈倒……」

99%的人都想運動，也知道自己非運動不可，但現實就是無法如願。如果可以乖乖依照卡路里吃東西，又確實天天運動，這種人根本不會有瘦不下來的困擾，當然也不需要來我的減重門診就診。

不用刻意運動、不用早起跑步，就可以瘦下來

那麼，我透過過去六年的減肥門診經驗及見過形形色色想減肥的個案，所研發的輕鬆瘦身法，就是本書的主題「背部拉筋減肥操」。

這個方法沒有「嚴格飲食控制」、「辛苦運動」、「花錢買產品」等為了減肥而必須面對的三大問題，**它是集「零花費」、「隨處可做」、「時間短」三大優點的瘦身方法，因此，我認為它的特色就是「平價．簡易．速成」。**

在這個全球不景氣的時代，旅遊與瘦身都強調「經濟．便利．迅速」。看過這本書的人，應該會覺得以前所熟悉的減重觀念根本就是錯誤的認知吧？以後就算沒有刻意運動，也可以變瘦，而且，也不需要每天早晨辛苦跑步，或挪出寶貴時間上健身房運動。

想瘦的健康又快速？「背部肌力」是關鍵

我自己就是在幾乎沒運動的情況下，透過這個「背部拉筋減肥操」成功變

瘦，身邊的人看到這個成果都大呼驚奇。更棒的是，我的身體狀況變好了。

「背部拉筋減肥操」確實是個讓人驚喜連連的減重法。

事實上，伸展背部、為背部拉筋的功效是非常神奇的。在日本有個名詞叫做「特定保」。特定保是獲得日本衛生局許可（如下圖1），可以明文標示特定健康效果的「特定保健用食品」的簡稱。

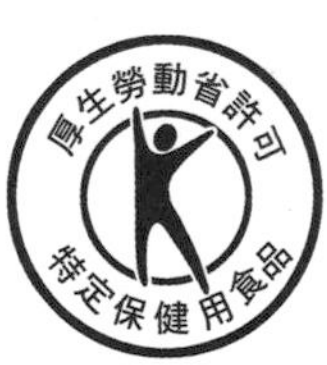

▲（圖1）以雙手高舉並伸展背部的人像設計做為保健食品的商標。

現今因為生活習慣病患者數目急速增加，讓大家重新察覺到日常飲食生活的重要性。在日本的的便利商店或藥局都可以輕易購得特定保健用食品，現在已成為買氣超旺的商品。可是你知道嗎？這個保健食品的商標圖案是一個人正在雙手高舉並伸展背部的姿勢。有機會出國旅遊的時候，可以仔細看一下。

因此「特定保＝健康＝伸展背部」，連日本政府也知道兩者與健康的關聯性，才會採用這個商標吧？

另一個與健康關係密切的例子，就是國民體操「日本NHK第一電台的收音機體操」。我想，大家都有過一大早在操場集合，然後一起做體操的經驗吧？日本NHK第一電台的收音機體操的第一個動作就是「手臂伸直、往上舉高的背部運動」。

沒錯，國民體操的第一個動作就是在伸展背部。其實，**掌握健康及減重關鍵的背部拉筋運動一直存在於日常生活中。**只是，我們從未發現它的存在。

肚子瘦下來，可怕的「代謝症候群」就會自然消失

根據西元二〇〇七年的調查，40歲~74歲的族群中，男性每兩人就有一個人是代謝症候群患者及代謝症候群預備軍，女性則是每五人就有一人中獎。

關於醫療費用，約有三分之一用在代謝症候群方面。「代謝症候群」會因肥胖而屯積的惡質內臟脂肪而引發糖尿病、高血壓、脂質異常的動脈硬化等疾病，最後甚至會引發心肌梗塞或腦梗塞，讓人喪命，是一項非常可怕的疾病。

譬如，即使救回性命，可能也會因為半身麻痺、語言障礙而接受辛苦的癒後復健。因此，只要能擊退代謝症候群，就可以省下大筆的醫療費用支出，對

於解決看護等社會問題也有莫大助益。

而且基本上，**治療「代謝症候群」不需要服藥或動手術，只要減少屯積在肚子的「惡質內臟細胞」就能治癒，換言之，只要減肥就能擊退代謝症候群。只要變瘦，就能活力長壽，不需要看醫生。**

「你的肚子好像變大了耶？」閱讀本書的讀者中，應該有不少人會被太太這樣發牢騷吧？或是在公司裡，同事的眼光會不停地被你的凸出小腹吸引住？這時候你就該提高警覺，等到身體出現問題時再開始減肥，一切都太遲了。所以請開始利用「背部拉筋減肥法」擊退代謝症候群，建立健康的生活型態。

「年紀都大了，減肥要幹嘛？」自我放棄，健康當然會遠離你

減肥與年齡、性別無關，但是人生如果能活得健康、無病無痛，莫過於是世界上最開心的事了！相較於女性，不少男性會認為「年紀都大了，減肥要幹嘛？」女性則對美麗較執著，不管年紀多大，都希望自己永保青春美麗，擁有纖瘦好身材。兩者比較之下，男性似乎會隨著年齡的增長而更不注重外表，捨

棄外表等於自我放棄，健康當然會遠離你。

早午晚各做一次，就能提升代謝，「貪食腦」不上身！

本人自創的「背部拉筋減肥法」是根據我過去的減重指導經驗，加上完整科學依據，所研發完全符合科學理性的減重方法。**每天做「掌心相對背部拉筋」（請參考第76頁）、「十指交扣背部拉筋」（請參考第79頁）、「坐姿背部拉筋」（請參考第82頁）、「起床背部拉筋」（請參考第84頁），便能提升基礎代謝量，讓體脂肪減少。還能讓突出腹部變扁平，重新找回健康。**

因此，千萬不要輕言放棄。我所獨家研發的減肥方法可以讓你成功瘦下來，你的人生會從黑白變成彩色，也能恢復自信，男性肌肉量本來就比女性多，所以可以更快讓瘦身效果呈現，不必從事辛苦的肌力訓練運動，也不需要控制飲食，它可以讓你輕鬆享瘦，為了健康，你一定要嘗試看看。

PART

1

每天輕鬆做，瘦10公斤so easy！

全世界最有效的「背部拉筋減肥操」

吃低卡食物就會瘦？讓贅肉脂肪消失，才是「減肥」的關鍵

在撰寫本書時，我參考了各類減重書籍，眾多書籍都是這麼寫著：「減肥是加法與減法的關係，只要消耗的卡路里多於攝取的卡路里，理論上就不會變胖。」

只要算準「卡路里」就會變瘦嗎？不見得

超市、便利商店、餐廳都會在食物或菜單上標示卡路里，方便消費者知道自己攝取了多少熱量。可是，**一天內消耗的卡路里或基礎代謝量並不容易測量，就算知道消耗卡路里多於攝取卡路里就不會變胖的理論，還是很難在日常生活中實踐。**

想要減肥，並不是斤斤計較卡路里的數值，就可以瘦下來的。「我一天只

能攝取一千二百卡」、「中午攝取太多熱量了，晚上只吃一點點就好了！」這樣的想法並不能真正瘦下來；「該如何提升基礎代謝量、促進脂肪燃燒」這才是減肥的真義。

促進燃燒脂肪，就是提升「基礎代謝量」，從結果來看，本書所介紹的「背部拉筋減肥法」是最簡單有效的方法，可是，在介紹此方法之前，各位讀者必須先從頭了解關於減肥的定義與架構，並參考本書成功減重的案例，當你閱讀完本章節，等於也同時學習到減重的基本知識。

相撲選手的身材，痛風、高血壓、脂肪肝⋯，竟然減肥成功！

在執筆時，我想將我的一位病患利用「背部拉筋減肥法」成功改變人生、健康變瘦的心得，獻給即將閱讀本書的你。這位患者是懷抱著希望透過自身經驗，讓更多人利用「背部拉筋減肥法」過著健康生活的心情，寫了這篇心得，內容有點長，但我還是一字未刪地完整介紹。這位是45歲的男性N先生，從事報社工作。

「在我認識『背部拉筋減肥法』之前，我雖然身高185公分，但是體重數字總是在110 kg與120 kg間遊走，簡直就是相撲選手的身材。害怕成為代謝症候群的一員，因此我每年固定接受健康檢查，診所將我的檢查結果列為『C判定』（需要追蹤觀察）或『D判定』（需要精密檢查）之間。認定我有高血壓、高尿酸、高血糖、高血脂、脂肪肝；對於每年都要去營養師的飲食生活指導課報到，我已經到了厭煩的地步，甚至有了抗拒心態，我開始出現許多負面悲觀的想法：

『我身體狀況也還OK，胖就胖吧，反正還能活動就好！』

『算了，就給他胖吧！何必顧慮這麼多。』

『什麼都不能吃、不能喝，活著還有什麼意義！』

直到我遇見佐藤醫生，消極悲觀的生活才有了改變。其實在十幾年前，我即因工作關係，與佐藤醫生有過一面之緣，但是彼此深交是兩年前的事。有一天，我一個人在小吃店吃東西、喝酒，佐藤醫生因為參加某個聚會也來到了那間小吃店，雖然那時候已是秋天，但我因為胖，當時是一邊擦汗一邊喝酒。

有可能胖到看不到孩子長大，讓我大受打擊

突然，佐藤醫生坐到我旁邊，對我說：『好久不見，你孩子幾歲了？』我回答：『大女兒8歲、大兒子5歲、小兒子2歲』醫生又突然對我說：『你再不減重的話，恐怕無法看到小兒子長大成人』這句話對我猶如當頭棒喝，大受衝擊。那時候我因為過胖，痛風舊疾頻頻發作，身體狀況很差，聽到醫生這樣說，當時我的內心很感動，覺得醫生的這番話語相當溫暖窩心。

雖然我曾鬧彆扭地想過：『算了，就這樣胖死吧！』但我其實很想健康地活到可以跟孩子一起聊天的年紀，當下，這個心願突然湧現，那一刻我確實感覺到，年過40的我對於自己的健康有著極度的不安全感。

事後回想起來，那時候我選擇的減重方法根本就是個錯誤，**我沒有與佐藤醫生商量，便自行決定實施『香蕉減重法』以及一天運動一小時；半年後，雖然減掉12公斤，可是我的身體狀況卻變差了，變得非常容易疲倦，而且動不動就感冒，還常為濕疹所苦。**雖然覺得丟臉，但因為極度不安，只好鼓起勇氣找佐藤

醫生，因為我不想再每天早上吃香蕉，也不想每天辛苦運動一小時，於是佐藤醫生就教我『背部拉筋減肥法』。

腰圍減12公分、體重降8公斤，驚人的減重成效

剛開始我抱著懷疑心態：『真的只要為背部拉筋，就能簡單就瘦下來嗎？』，對於過去每天運動一小時的我而言，覺得這樣的方法無法減重成功。

可是，奇蹟出現了。雖然體重減得很緩慢，但是腰圍卻在一個月內減掉了5公分；更讓我訝異的是，身體的疲倦感消失，不再感冒、長濕疹，這是最讓我感動的事。

這一刻我終於知道，以前只注重減肥，結果卻不斷帶給身體傷害。實行背部拉筋減肥法11個月後，腰圍又減少了12公分，體重也減了8公斤，雖然醫師一再提醒我『別在意體重』，還是難免在意。現在我減到100公斤，與減重前120公斤的我簡直判若兩人，體脂肪也從35.7％降到28.5％。我真的嚇一跳，以前每次站上體脂肪計時，我都刻意瞇著眼睛不敢看結果，現在則是笑到瞇著眼睛。

媒體廣告的瘦身法，只會讓你永無止盡的掏腰包

總而言之，『簡單』就是背部拉筋減肥法最大的優點。簡單的瘦身法對於腦力、體力、荷包都不會造成任何負擔，而且還會讓你有足夠的智慧、體力，省下來的錢就去可以做你想要做的事（我是用來打高爾夫球與閱讀），這就是背部拉筋減肥法的最大特色。多數電視廣告的瘦身法都要你掏腰包購買高價食品或器材；可是，只要買了這本書，接下來完全不需要花半毛錢。更棒的是如我前面所提，**因為我不必再因感冒或濕疹去看醫生、買藥吃，手頭上可以運用的金額確實變多了；只是，我原本4L的衣服太大了，要再重新買2L的衣服，治裝費倒是花了不少，呵呵。**

因為不景氣，公司薪水減薪了，但是孩子的教育費卻不斷增加，對於跟我一樣有這些困擾的中年白領族而言，『背部拉筋減肥法』是最適合你的減重方法。我很擔心當這個減肥法大為推廣，國內肥胖者減少，健康人士變多，醫生的診所可能會面臨經營困難的局面。可是佐藤醫生卻說：『我的心願就是希望

我的診所能因為肥胖者減少而歇業。』所以，大家一起來做背部拉筋，讓身體變健康，讓佐藤醫生的診所結束營業吧！

最後我衷心期待大家在破產之前，趕快停止支付任何醫療費用。套句日本江戶時代的諺語：『與其付錢給醫生，寧願拿來買味噌。』味噌是健康食品，這本書也是健康好書，我誠心推薦給每一位想變瘦的讀者。」

以上是這位患者的心得感想。

「流汗運動、節食」一定瘦？減肥的迷思

一直以來減肥就是「辛苦」、「花錢」的代名詞。可是，為何還是有那麼多人願意跳入這個火坑呢？難道減肥像猜謎，就算一再遇到難題，還是想再接受挑戰？其實這就是問題所在：「你為什麼想變瘦？」

女性為了擁有纖瘦體型與迷人的小巧臉蛋，所以致力美容，實行瘦身計畫的人，幾乎都是希望自己可以更加美麗。**為了擁有美麗，為了穿上漂亮衣服，為了可以光鮮亮麗地參加畢業數十年的同學會，而拼命想瘦吧？**

男性會想減重，通常是因為外型被太太或孩子取笑，或是參加公司的健康檢查，發現身體狀況很糟，才會身體力行。總之，想減重的理由真是五花八門，只是，很少有男性是為了愛美才減重，男性通常是為了氣力、體力、財力等因素才想到要減重。

「短期激瘦」的減重怪招，別太相信

因為想瘦身變美的女性實在太多了，所以才有那麼多強調可以短期激瘦的奇怪減重招術充斥。每天翻閱報紙、雜誌或網路，經常可以看到「一週體重減少△△公斤！」、「三天讓你的腰圍減△△公分！」之類的廣告或報導，類似的資訊已經到了氾濫的地步。

最近，我就遇到了類似的案例。這個案例的主角A小姐（27歲・藥劑師）是我因為工作關係而認識的朋友。在我眼裡，我覺得她身材有點豐腴，算是一位健康美女，也是深得信賴的超人氣藥劑師。

很高興這位A小姐要結婚了。就在婚禮前三個月的某一天，她突然跑來找我，對我說：「醫生，我想變瘦！為了婚禮當天能穿上漂亮的禮服，我得再瘦5公斤才行。」

「妳知道我提倡的瘦身法並不是以追求美麗為目的，我無法對妳進行指導。而且，我根本覺得妳不需要減肥。」我說。

她聽完，露出悲傷的表情說：「**我懂了，我會自己努力的。**」然後，她就回家了。

後來，我從第三者口中得知，她正在進行魔鬼式的減重計畫。她的減肥計畫是一天只吃午餐一餐，採取嚴格的卡路里控制；而且，每天下班後還去健身房接受嚴苛的肌力訓練，她先跑跑步機一小時，然後再做有氧運動一小時；回家後只吃水果和沙拉，接著上床睡覺。

A小姐持續做了3個月，不可能不瘦，但是卻瘦到讓人以為她生病了；而且，婚禮當天，她也確實穿得下刻意挑選的三件禮服，臉上洋溢著由滿足感與疲倦感交織而成的笑容。

禁食的減重方法，只會讓「免疫力」越來越差

婚禮翌日開始是為期10天的蜜月旅行，回國後，她告訴我，整個人好累，癱睡了一整天，身體狀況不太好，**她辛苦3個月成功變瘦的成果，卻在一句「蜜月旅行要嚐遍當地所有美食」的豪語下破功，這10天，她所減掉的體重全部回來**

了，而且居然還比減重前胖。於是，3個月的努力就在10天內變成了泡影。好久不見，再見到她本人時，我很擔心的問她：「怎麼臉腫腫的？」才知道她因為肺炎住院兩週，**二十幾歲就罹患肺炎，這就是免疫力變差的徵兆，原因就在於之前嚴苛的減重方法。**

演變成這種情況後，實在不曉得她當初究竟是為何目的而減重，聽起來很像笑話一樁，但卻是我認識的人所發生的真實案例。

藥劑師對於健康的認知應該不是門外漢。相較於一般人，藥劑師擁有豐富的健康知識，但最後還是陷入「減重＝禁食」的錯誤觀念裡；**更慘的是，堅持必須「劇烈運動」才能瘦的信念，結果把身體搞壞了，**這就是錯誤的減重觀念導致的惡性結果。

不是只有A小姐掉進這樣的惡性循環裡，許多人早已身陷其中，一切都是減重知識不足所致。因此，現在就要好好討論與檢證錯誤的減重觀念。

「辛苦節食、克制少吃」會瘦，但很不健康

透過網站搜尋「減肥」這個詞，大概可以搜尋到三億個項目。「減肥」這兩個字早已是日常用語，不論男女老幼都聽過這個辭彙吧？

查英漢字典，「diet」有「食物、日常飲食、給與的糧食」的意思。也有減肥控制、減重療法等涵義。因此，若從原來的單字定義看，「為了改善虛弱體質而減重」、「減重是治療高血壓的方法之一」等說法並無錯誤之處。

減肥「不等於」減掉身體的重量

然而，最近在日本常常發現，已將「減量飲食控制」變成限定專有名詞，而且只將焦點鎖定在「變瘦」的部分，導致原來的意義變質，「減重＝減量」的錯誤觀念根深柢固，完全曲解了英文「diet」的原意。總而言之，「diet」不

再只是指飲食，它是網羅了瘦身所涵蓋的飲食、運動療法、減重器材等相關領域。

各位讀者當你聽到「減肥」二字，會聯想到哪些方法？可能是「辛苦節食、克制少吃」吧？其實，人類只要持續補充水分，絕食一至兩個月還是可以存活下來，然後，超越這個界線的話，就進入餓死狀態；可是，如果是肥胖者（脂肪屯積量多的人），可以存活超過兩個月。

當體內脂肪全被使用完畢後，才會進入餓死狀態，只要補充水分，肥胖者不會那麼簡單就餓死，肥胖者必須歷經體內脂肪全被用盡的過程，才會進入餓死階段。

根據脂肪量多寡，有的人絕食3個月以上還可以存活；只喝水，卻可以存活3個月以上，或許你會覺得難以置信。可是，同是哺乳類動物的熊在體內有脂肪屯積的狀態下，可以冬眠數個月也不會死，因此，這絕對不是道聽塗說。**不過，只喝水來絕食或斷食，僅能維持生存狀態，卻無法讓身體維持在健康狀態。**

只要提高「基礎代謝」，就不用擔心變胖

我在一開始有提過，減肥的最基本之道在於「提升基礎代謝量」。**麻煩的卡路里計算、飲食控制、累得半死的劇烈運動等等，根本都不是正確的減重方法。**

基礎代謝量

為了維持體溫、呼吸等的生存所需的最低消耗熱量。基礎代謝量佔一天總消耗熱量的70％，

各年齡層的基礎代謝量變化

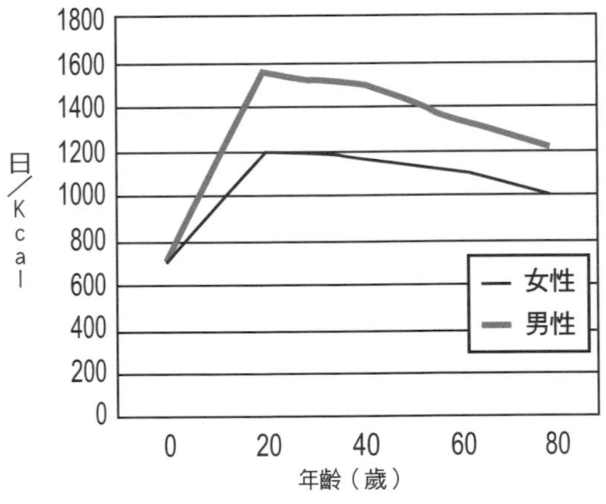

日本人的營養所有量調查（厚生勞動省）

基礎代謝量愈高，愈不易發胖。

日常活動代謝量

運動、通勤、做家事等，從事日常活動時所消耗的熱量。每天都有運動或經常活動的人，每天因活動代謝所消耗的熱量自然多。

飲食代謝量

又叫做「飲食誘導性熱代謝」（DIT），進食時，為了消化食物促使腸道蠕動所消耗的熱量，飯後立刻覺得身體熱呼呼

一天的總消耗熱量內容明細

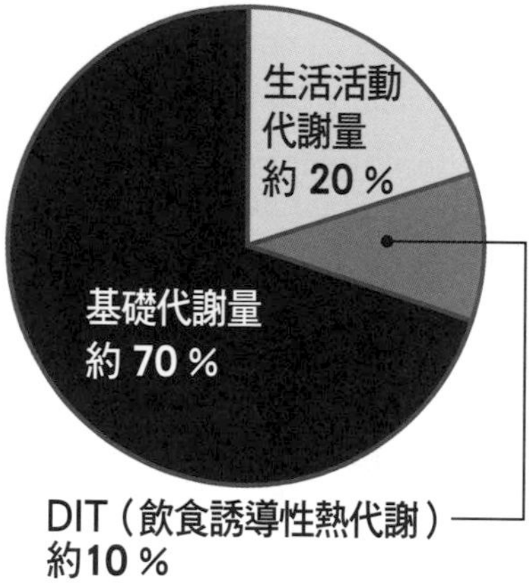

的人，則DIT量高。

「基礎代謝量」高的人，吃再多都不會胖

那麼，何謂「基礎代謝量」呢？人類就算躺著沒有活動身體，也能維持正常體溫，持續呼吸，心臟也會跳動，也就是說，各種生命活動功能一直持續進行著，這就是所謂的「基礎代謝」。

為了進行基礎代謝功能，需要消耗最低限度的熱量。換言之，人類為了維持生存所需的最低消耗熱量，就叫做「基礎代謝量」。**基礎代謝量多的人即使沒有特別運動，也能擁有易瘦體質。有的人很瘦，但食量很大，因為這種人的基礎代謝量高，所以吃再多也不會胖。**

20歲之後，一年開始增加4公斤脂肪

減肥的首要之務就是「提升基礎代謝量」。一般說來，成人男性的一日基礎代謝量約為一千二百卡～一千六百卡，成人女性的一日基礎代謝量約為一千

卡～一千二百卡。20歲左右的發育期男性一日基礎代謝量約為一千五百卡，女性約為一千二百卡，這時候正好是基礎代謝量的巔峰期，以後會隨著年齡增長，基礎代謝量逐漸減少。

據說，年滿20歲後，當年齡增加10歲時，基礎代謝量就會減少一百卡。**假設這個一百卡變成脂肪每天屯積的話，等於一天增重11公克，一個月增重330公克，一年就是增加4公斤，三年增加12公斤，這就是「中年發福」的原因。儘管運動量與食量都跟以前一樣，但因為基礎代謝量減少，變胖是理所當然。**

除了年齡增長導致基礎代謝量降低，「懼冷症」也是一大原因，懼冷症會導致血液循環障礙，熱量代謝功能變差，結果就是基礎代謝量降低。

胖子愈來愈多，都是「自律神經」失調惹得禍

接著，探討「自律神經」的問題。自律神經是會在無意識下調整內臟或血管等功能的神經，由交感神經與副交感神經所組成。兩者的作用正好相反，其運作狀況宛如蹺蹺板。自律神經不同於憑意志而活動手或腳的運動神經，它完全是不受控制地自由運作，就算你下達「心臟停止跳動」的命令，心臟還是持續跳動，自律神經會自動消化、吸收食物，再將多餘廢物排泄出去。

「壓力」也會讓自律神經慢慢失衡

自律神經的功能運作就像蹺蹺板。譬如，**交感神經讓血管收縮，促使血壓或脈搏次數上升，副交感神經讓血管擴張，促使血壓或脈搏次數下降**；副交感神經促進胃酸分泌，活化腸胃蠕動功能；交感神經則是抑制這些活動。

白天是交感神經工作的時候，晚上是副交感神經值班的時候。自律神經失調是因為壓力等因素，導致蹺蹺板失去平衡所致。以人類為首的哺乳類動物體溫不會受外在氣溫影響，會一直處於固定的恆溫狀態，如果體外氣溫降至冰點以下，體溫也跟著下降，人類就無法存活。因為，人的體溫降至攝氏34度以下就會死。

生活在壓力鍋中，當然會越來越胖

「調節體溫」也是自律神經的重要功能之一。當氣溫下降，身體感受到寒意時，交感神經就會變得緊張，交感神經會促使血管收縮，減少流到手腳四肢的血流量，防止體溫下降。

我們也可以將人體比喻為「水冷式空調機」，因為體內的水分，也就是血液會因體外氣溫而變冷，當交感神經作用興奮時，會對於腎臟或甲狀腺等的器官產生作用，促使脈搏次數增加，分泌具有提升產熱功能的荷爾蒙。相對地，**當溫度升高時，副交感神經開始作用，促使血管擴張，開始散熱，飯後待在暖和**

的房間裡，人會開始打盹，就是副交感神經在作用的緣故。

當自律神經失調時，我們無法妥善調整體溫或血流循環，導致基礎代謝量降低，於是更惡性循環。**最近大家都生活在壓力鍋的社會裡，加上室內外溫差過大，許多人都為自律神經失調所苦，基礎代謝量當然也降低了。**我認為，現代胖子之所以愈來愈多，與自律神經失調大有關係。

「自律神經」的重要功能

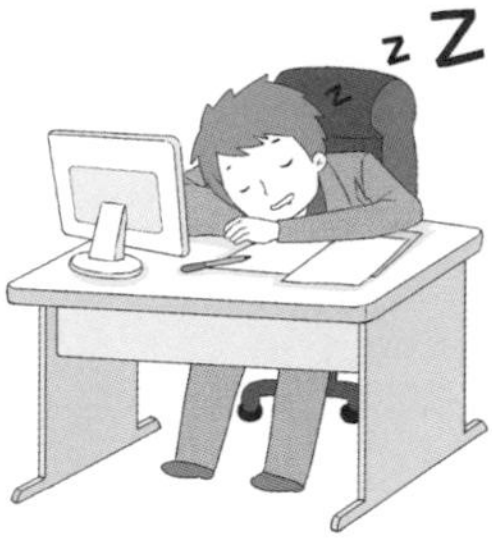

當我們休息時，則換副交感神經在運行。進行吸收・消化・循環等，與交感神經功能正好相反的作用。

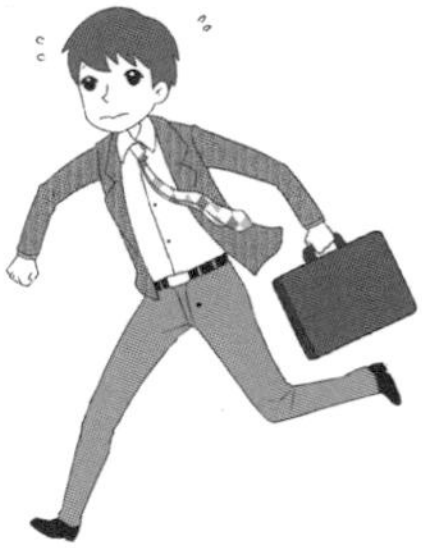

活動時，交感神經變得活躍。因此，交感神經又可稱為「運動性神經」。

	交感神經	副交感神經
體溫	低	高
血壓	升高	降低
呼吸	快	慢
心跳	快	慢
消化	抑制	活潑

吃太少，反而會走入「復胖」的惡性循環

「營養不足」也是導致基礎代謝量降低的原因之一，身體營養素是來自每天攝取的食物。營養素有許多種類，主要可分為維持身體功能與健康的「三大營養素」或「五大營養素」。三大營養素指醣類、脂肪、蛋白質，它們是產生熱量及活力來源的營養素。

五大營養素是指三大營養素與維生素、礦物質。雖然維生素及礦物質與熱量沒有直接關係，但這兩者卻是讓身體維持正常運作的潤滑油。若以車子來比喻五大營養素，或許更簡單明瞭。

車體猶如身體，醣類與脂質是讓車發動的能源（汽油），蛋白質是車身主體的材料來源，車加了汽油，就可以啟動車子，但是為了預防引擎生鏽，讓引擎順利運作，需要引擎潤滑油，維生素及礦物質便扮演了潤滑油的角色。**如果**

沒有均衡攝取五大營養素，熱量將無法代謝，人就會變胖。尤其在現今社會，維生素及礦物質攝取不足已成為嚴重問題。

吃太多「寒性食物」，當然會變胖

此外，會讓身體受寒的食品也會導致基礎代謝量降低，讓人變胖。因為栽培技術的進步，加上物流網及銷售網發達，店面經常販售各種非當季的食材。通常，對於炎熱地區所採收的水果或蔬菜，我會稱之為「陰性食品」，也可稱做「寒性飲食」，也就是會讓身體受寒的食物。

相對地，寒帶地區生產的水果或蔬菜就是所謂的「陽性食品」，具有溫體作用。**現代化的冷暖房空調設備已經讓基礎代謝量減少了，如果再淨吃一些寒性食品，當然愈來愈胖了。**

禁食，只會走入「復胖」的惡性循環

當年紀漸長，為了不發胖，能做的方法不是減少熱量攝取，就是提升基礎代謝量。只是，減少熱量攝取根本是一項艱難的工作。而且，過度劇烈的飲食控制只會讓身體產生這樣的念頭：「糟了！主人不再攝取熱量。我要趕快儲存熱量。」，我稱此為「節省熱量模式」。身體為了維持原狀，它會啟動節省熱量消耗的開關，導致基礎代謝量更少，變成易胖體質，這根本就是惡性循環。

況且，當我們透過飲食控制，減少醣類或脂肪的攝取量，蛋白質會變成熱量來源被分解，結果導致肌肉量減少。

前面所提的藥劑師案例，她是因為熱量攝取不足又運動的關係，身體將多餘脂肪全部使用殆盡，最後連肌肉也被用光了。運動需要消耗熱量，如果連肌肉也被視為熱量來源的話，基礎代謝量只會愈來愈少。

這時候，如果攝取了碳水化合物等營養素，熱量快要被消耗殆盡的身體會將多餘的澱粉質轉化為脂肪屯積，為下一次的飢餓狀態做好準備。

這就是變瘦後，馬上又復胖的真貌。

過度節食，身體就會啟動「省電模式」，等於「開始發胖」！

為了阻止身體啟動「省電模式」，要運動的話，一定要進食。而且，飲食最好以蛋白質食物為主。可是吃了蛋白質食物，長了肌肉後，量體重時可能會嚇一跳。**運動可燃燒脂肪，培養肌肉，量體重之所以體重數字增加，因為脂肪輕，肌肉重的緣故。換言之，你現在已經變成肌肉體質，外表看起來變瘦了，但是體重數字卻沒有減少，還可能增加。**

想成功減重，千萬別看體重計的數字

明明在減重，但體重數字卻增加，通常遇到這種情況，我們都會感到沮喪吧？我稱這種現象為「減重矛盾現象」（Diet Paradox）。只在意體重數字，是打擊減重信心的一大原因。

因此，我建議大家這麼做。**如果是減重初期，絕對不要在意體重。看到體重數字起起落落，只會消磨你的減重鬥志。**因此，如果你想成為真正的減重專家，不要在意體重數字，應該在意的是「體脂肪率」或代謝症候群健康檢查時所測得的「腰圍數字」。

一般說來，我們把BMI數值當成肥胖指數的指標。一九九九年，WHO（世界衛生組織）發表了代謝症候群的診斷基準，各位在健康檢查時，都必須檢測BMI指數。BMI指數的計算公式是體重（公斤）除以身高（公尺）的平方，18.5～25為正常範圍，25以上就是肥胖者。可是，這只是概略的統計數字，在正常範圍內的人比較不易罹患代謝症候群，從數值無從得知身材的好壞，請大家不要搞錯了。

根據統計結果，數值落在22的人最長壽。當數值超過25，罹患高血脂或高血壓等生活習慣病的機率高達兩倍以上，數值超過30，就是高度肥胖症患者，必須接受治療。因此，健康檢查的BMI指數在25以上的話，即被診斷為肥胖症。

請把「體脂肪」當做減重的敵人，消除它就對了！

最近在日本，20幾歲的年輕女性中，BMI數值偏低的人數有增多趨勢，也就是說，這些女性都偏瘦。可是，如前所述，因為肌肉較重、脂肪輕的緣故，肌肉體質的人BMI數值當然也會偏高，這就是BMI檢測法的缺點。

譬如，身高175公分、體重100公斤，體脂肪15%的肌肉男，到底算不算是胖子？是不是代謝症候群患者？以BMI公式計算後，數值是32.7%，光看這個數字，他絕對是標準的代謝症候群患者，其實大家一看就知道，其實是體重數字作祟緣故，才會讓BMI數值這麼高，但其實他的體脂肪率只有15.8%。

所以，減重時請不要在意體重數字，你的敵人是「體脂肪」。

減肥成功了嗎？看「腰圍尺寸」就知道

請原諒我一直在提醒大家，因為這件事非常重要。減肥成功的重點在於「體脂肪」。**因為脂肪輕、肌肉重，所以別被體重計騙了，大家總認為「體重重就是胖」，但從醫學觀點來看，肥胖是指「體內脂肪過多的狀態」。**只是，體脂肪無法輕易測得，家庭用體脂肪計標準混亂，而且結果會因測定時間不同而有所變動，根本不能當成正確數字看待。

每天定時測量體脂肪，有助減重成效

此外，飲食、運動、泡澡等，也會讓體內水分含量有所變動，所以體脂肪率會因測定時間不同，出現各種結果。因此，如果測量腿部，早上的體脂肪率較高（因為水分沒有流動的緣故）。

那麼，**何時是測量體脂肪的黃金時間？如果測量腿部，起床後站立2～3個小時測量，最能夠反映正確的體脂肪量。**可是，在現實生活中，起床後的2～3個小時正是最忙碌的時候，實在抽不出時間測量體脂肪。因此，可以在就寢前測量，總之，每天都在相同的時間與條件下測量就對了。

體脂肪不像體重可以劇烈變動，想要增減體脂肪，需要耐心與時間。**當我們吃了一公斤的牛排，只要沒上廁所排泄，體重確實可以在短時間內增加將近一公斤。**可是，當我們進食後，體脂肪並不會立刻增加，體脂肪會因測量姿勢或時間之不同而出現誤差，測量儀器所顯示的數值不過是「概略標準」，必須長時間持續測量，才能獲得固定的趨勢數值。

「體重」重就是胖嗎？直接看褲子的鬆緊度就知道！

我之所以開始減重，其中一個原因就是有一天我坐在椅子上，看到皮帶四周被擠出來的肚子肥肉，當下我真的覺得很難為情。關於腰圍尺寸，只有日本人將它視為代謝症候群的診斷基準，男性腰圍在85公分以上，女性腰圍在90公分以上，就是代謝症候群可能患者的危險群。因為女性腰圍標準比男性寬鬆，許多人批評這是奇怪的標準依據。

不過，提到減肥效果，這個標準並不是讓人一看就懂的指標。**我建議，拿今天的腰圍與昨天或一個月前的腰圍尺寸比較，便能知道減肥方法有無效果。**大家透過接下來介紹的「背部拉筋減肥法」，可以讓你的皮帶釦環往後縮幾個孔呢？我很期待可以看到令人開心的結果。

想成功瘦身，基本2個觀念一定要知道

那麼，再來複習一下減肥的基本關鍵吧！

❶提升基礎代謝量、❷不是減少體重數字，而是減掉體脂肪。我想，大家都明白這個道理了。

「減重≠體重減輕」、**「減重＝減少體脂肪．減小腰圍」**現在，請大家再重新整理一次減肥的思考模式，透過本書的方法，你絕對會發現肚子的肥肉慢慢不見，下一章節將闡述「背部拉筋減肥法」的誕生過程，並介紹我的瘦身故事。

PART

2

燃脂、矯正骨盆、消除痠痛！

「背部拉筋操」能瘦身，更能提高自癒力！

「雙手高舉、伸展背部」是本能動作，老人、上班族、小孩都適合做

各位聽到「背部拉筋」四個字時，腦海裡會浮現什麼樣的動作呢？是不是會想到因為工作疲勞、久坐時，為了暫時休息、鬆口氣而做的動作，而且會覺得這個姿勢很醜？有這種想法的人，現在請你以全新的角度看待它。其實，「背部拉筋」是讓我們重新找回健康身體的一項重要本能動作。

不要小看「背部的力量」，重新找回健康就靠它

大家應該都見過，貓或狗睡醒的時候總會前後伸展一下身體。**當我們長時間維持相同姿勢，血液會處於停滯狀態，此時肌肉是萎縮的，脊椎也歪了，「背部拉筋」正好可以矯正這些姿勢，**連動物也知道這個道理。不只動物會這麼做，嬰兒睡醒時也會自己伸展身體。其實這也是「背部拉筋」的動作。

這個行為並不是一項「知識」，而是動物天生具備的一項本能——「提高自癒力、預防疾病的本能」。可是，當我們的腦容量變大，懂得運用智慧行動時，便逐漸遺忘了這個重要的本能動作。

只是雙手高舉，就可以產生意想不到的健康功效

當我們舉起雙手喊萬歲時，可以擴大肩關節的活動領域，能預防五十肩，讓全身萎縮的肌肉獲得伸展。還能預防肌力衰退，將雙手高舉時，等於啟動了「現在要鍛鍊肌肉」的指令，可以產生意想不到的健康功效。

你有沒有「閃到腰」的痛苦經驗呢？這是因為你平時沒有伸展脊椎，因此無法鍛鍊肌肉，長時間下來造成肌肉量不足，才會閃到腰。

另外，老人家的肌肉若獲得訓練，就能夠預防跌倒的情況產生，這是因為老年人在起身時，因為缺乏運動，很容易出現骨折、閃到腰的突發狀況，而「背部拉筋操」可以減少這個問題的發生率，節省醫療費用支出。所以「背部拉筋」是最適合老年人的運動。

運動背部肌肉，可有效燃燒脂肪，全靠肩胛骨的「褐色脂肪細胞」

接著將說明「背部拉筋減肥操」的功效。在說明之前，想先與各位讀者聊聊「肩胛骨」。人類的肩胛骨是肩膀左右兩側的一對三角形骨頭，肋骨從後方予以包覆；在這裡稍微離題一下，肩胛骨的拉丁語解剖學名是「SCAPULA」，意為「鏟子」，因為古代人曾使用肩胛骨來挖土，所以才有這個名稱。

肩胛骨構造圖

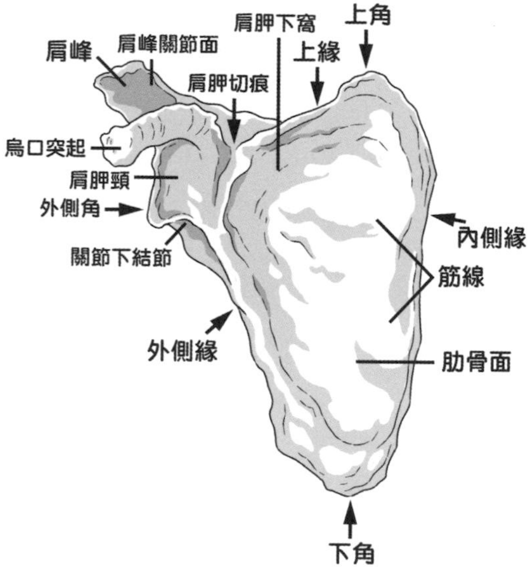

「按壓肩胛骨時會疼痛，可是我並沒有撞到東西，這是不是心肌梗塞的前兆，我很擔心。」──許多患者都曾問過這個問題。

尤其是經常使用電腦的上班族更常發生這樣的症狀。因為打電腦時，肩膀和脖子會不斷維持自然往前傾的姿勢。這樣的前傾姿勢會讓頸椎及胸椎承受非常大的負擔，導致頸根疼痛，無法順利轉動脖子。加上一直不斷抬起下巴，也讓頸後肌肉承受壓力。以上原因將使肩胛骨以不自然的角度張開，背部肌肉過度緊繃促使上述症狀發生。不過，這些不適的感覺都可以透過「背部拉筋操」獲得改善。

背部肌肉得到伸展，就能促進脂肪燃燒

位於肩胛骨周邊的豎脊肌是支撐上半身的肌肉，**布滿了能促進脂肪燃燒的「褐色脂肪細胞」，也就是所謂的「良性脂肪細胞」。相對地，白色脂肪細胞就是讓脂肪屯積的「惡性脂肪細胞」。**

當我們站立不動時，也會使用到豎脊肌，在抵抗地心引力的時候，豎脊

肌扮演著相當重要的角色。事實上，豎脊肌並非獨立肌肉。豎脊肌是指從表面看不到、連結骨盆與脊椎的細長形深層肌肉群，這些肌肉獨立時無法發揮強大功力，聚集的時候才能穩定脊椎，讓脊椎保持直立。

背部肌肉中有個名為背棘肌的肌肉，位於背部深層。背棘肌中有長背肌，此乃長肌肌肉的總稱。豎脊肌屬於長背肌群。此外，外側的肌肉群稱為腸肋肌，中間內側的肌肉群是最長肌，最內側的肌肉群叫做棘肌。當豎脊

背部肌肉群構造圖

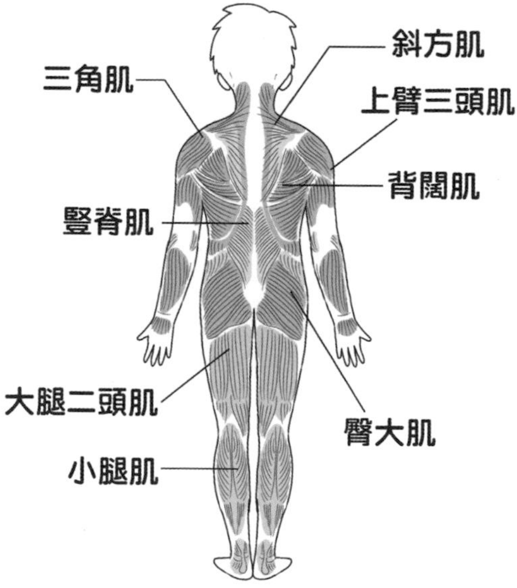

肌的肌力衰退，就會駝背。可是，**一旦伸展豎脊肌就能刺激褐色脂肪細胞，促進脂肪燃燒，發揮瘦身效果。不僅脊椎變挺直，身體也恢復活力與健康。**

情緒緊張、無精打采，就會造成肌力衰退，引發疼痛

心理療法認為透過姿勢可以瞭解一個人現在的心情如何，也可以透過姿勢控制自己的情緒。當一個人雙肩下垂，背部拱起時，會讓人覺得無精打采，心事重重的樣子。相對地，如果抬頭挺胸、面帶微笑，就會讓人感覺充滿自信，隨時保持正確美麗的儀態。當我們保持「集中精神」的姿勢時，會使用到豎脊肌兩側的肌肉；轉動或彎曲上半身時，是使用到單側肌肉。

如果持續處於緊張的姿勢，將會對豎脊肌造成莫大傷害，一旦豎脊肌的肌耐力衰退，就會產生駝背、甚至腰痛等症狀。所以，當全身獲得伸展時，可以達到以下效果：

❶緊實腹肌、消除鮪魚肚、❷矯正歪斜失衡的骨盆、❸讓血液循環順暢、❹改善便秘、強化腸道機能、❺舒緩腰痠背痛、肩頸緊繃。

研究證實，腹肌無力、身體受寒，是多數病痛的原因

關於腹肌，有個讓我相當興致盎然的研究結果。加拿大蒙特婁大學的研究人士以八千名20歲至69歲的人為研究對象，進行長達13年的追蹤調查，並定期測量以下項目：❶仰臥起坐、❷伏地挺身、❸握力、❹腰或小腿的肌力、❺體脂肪率。

長達13年的研究調查，「腹肌無力」族群死亡率最高

在追蹤調查的13年裡，有238人死亡，可是卻發現，**死亡率最高的人竟然是「仰臥起坐運動成績最差」的族群**，通常我們都認為，體脂肪率越高的人，死亡率越高，但結果卻非如此。

為何會出現這樣的結果呢？因為腸胃正是維持健康的重要內臟器官，一

般人總認為腸胃的功能不過是吸收吃進的食物，然後再加以消化排出而已，覺得腸內所分泌的荷爾蒙都屬於低等階級。

然而事實上，**腸胃可是有「第二個腦」稱號的高等器官。**因為「腸胃會思考」，腸胃裡存在著許多腦裡也有的神經傳導物質，神經傳導物質中與憂鬱症有關聯的血清素高達95%是存在於腸胃裡，當血清素分泌量減少，可能會罹患憂鬱症。可是，就算血清素分泌異常，也不會出現腹痛或腹瀉的症狀。

「壓力會讓腸胃不適」，我非常贊同這句話。腹肌是包覆著腸胃、保護腸胃的肌肉，如果沒有腹肌，腹部就會受寒。另一方面，**具有擊退癌症功能的淋巴球，有70%集中於腸道裡，腸道可以說是免疫系統中心，當體溫下降一度，免疫能力將降低三成。**

大人常常會對小孩說：「睡覺時肚子露出來，會感冒喔！」。也就是說，腹部受寒與免疫能力降低有非常密切的關係。

肥胖的人，罹患心血管疾病機率是正常人的30倍

「Metabo」（超重）已成為現代社會流行用語，正好反映了這樣的社會現象，大腹便便的人很多。尤其是最近的年輕人，雖然身材纖瘦，但是唯獨肚子特別凸出，雖然說胖胖地看起來有福氣，但我可不這麼認為，甚至懷疑超重是導致猝死的原因。**因為被認定是超重的人，其罹患心肌梗塞或腦梗塞等疾病的機率是正常人的30倍以上。而且，當腹肌肌力不夠時，腹部便會屯積脂肪，大肚腩會壓迫腸道，導致腸道拉長。**

腸道一拉長，必須趕快排出體外的致癌物質停留的時間也會延長，腸道內部飽含空氣的面積變多，腹部就會受寒，宛若冷氣引擎一直在啟動，腹部長期處在寒冷的狀態下。這時候雖然肌肉是溫熱的，脂肪卻是冷的。如前所述，體溫降低的話，免疫力也跟著下降，腸蠕動功能變差，最後就變成「便秘」。

「背部拉筋」能強化腹肌，提高代謝能力

消除肚子的多層游泳圈

現在，日本人體溫太低已成為普遍的問題。三十年前12歲兒童的平均體溫是36.8度，現在是36.3度，明顯下降了0.5度。

在我的印象中，年老者很少有人體溫超過36度，因為空調設備的完善，導致我們身體的產熱能力下降，加上現代人以車代步，走在路上到處都是車潮，小孩子愈來愈少到戶外玩耍，於是人類的肌力也愈來愈差。

兒童運動能力變差已成為當今相當嚴重的社會問題。**一旦肌力變差，基礎代謝量也會降低，連帶地體溫下降，體內脂肪不易燃燒，怪不得現在胖小孩愈來愈多。**

我並沒有要求每個人都要像肌肉男那樣，有著壯碩的身材。不過，至少利用「背部拉筋減肥法」鍛鍊腹肌，除掉肚子上好幾層的游泳圈，這個方法的

優點就是，讓你可以輕鬆地訓練腹肌，強化全身肌肉，燃燒小腹囤積的贅肉，回復年輕時的纖瘦身材。其效果相當於慢速的肌力訓練，並不會讓身材變得粗壯，女性朋友大可放心。

肌纖維是熱量的來源，鍛鍊它就沒錯！

肌肉的組織來源是肌纖維，肌纖維由肌膜圍成一束，稱為「肌束」。**許多肌束集合在一起，成為一塊塊的肌肉。因此，肌纖維可說是肌肉的大本營，鍛練肌纖維能讓肌肉變強壯，當人類或動物的肌纖維伸縮時，就能製造熱量。**

人類因為有肌肉，所以可以做出站立、走路、提重物和跑步等任何活動。除此之外，我們可以從事電腦作業，以及你現在可以坐著閱讀本書，都是因為肌肉會伸縮，你才可以做這些事。

「背部肌肉」與減肥大有關係

速肌與慢肌，功能大不同

我們可以從事各項活動，全拜肌肉之賜。肌纖維依性質不同，可以區分為兩大類，那就是「速肌」與「慢肌」，這兩類肌纖維結合在一起，形成了肌肉，速肌與慢肌的功能正好是對比的。

「速肌」是能瞬間產生強大爆發力的肌肉，當我們短跑或舉重時，會用到「速肌」。換言之，需要強大爆發力的運動選手，他的「速肌」一定非常發達。

速肌是以醣質為熱量來源；不過，這類醣質存在於肌肉裡的時間很短，很快就會消耗完畢，毫無持久力可言。因此，**無法承受需要持續付出龐大熱量的**

工作考驗，「速肌」是可以在瞬間產生龐大力量的肌肉。所以平常不太會使用到速肌。

當我們快搭不到車時，就會以飛快速度衝到車站；還有當我們可以提起極重的物品，從高處往下跳著地時或快跌倒時，手腳會自動取得平衡，這時候使用到的肌肉叫做「非常時期型肌肉」。

「慢肌」是燃燒脂肪的優質肌肉

希望肌肉健壯，必須透過強大負荷的肌力訓練才能實現，這時候運動到的就是能夠產生瞬間強大爆發力的

速肌與慢肌的特徵

速肌（白肌）	慢肌（紅肌）
● 可以產生瞬間強大爆發力。	● 力道小卻可以持續很久。
● 肌肉收縮速度快。	● 肌肉收縮速度慢。
● 容易疲乏、持久力差。	● 持久力佳，不易疲倦。
● 肌纖維較粗，呈現大塊肌肉。	● 肌纖維細長。
● 運送氧氣血液的蛋白質較少。	● 運送氧氣血液的蛋白質較多。

「速肌」。也就是說，速肌是重力訓練的鍛練目標。

日常生活中不常用到速肌，卻頻繁使用到「慢肌」。

因為慢肌是紅色，又名「紅肌」。**慢肌佔整體肌肉量的70％～80％，它等於是身體引擎，「慢肌」不具強大的瞬間爆發力，但是當我們長時間運動時，就會用到它，而且，慢肌是以脂肪為熱量來源。**

進行有氧運動時會使用到「慢肌」，所以不怕會因運動而導致肌肉肥大，透過有氧運動鍛練慢肌的話，慢肌會變成可以消耗更多熱量的優質肌肉。於是，就消耗掉更多的脂肪，將脂肪當成熱量燃燒掉。

此外，慢速肌肉訓練是緩慢地使用肌肉。持續這項運動的話，**在運動期間可以燃燒脂肪，更能鍛練慢肌。於是便產生了良性循環現象，漸漸變成不易肥胖的體質，「背部拉筋減肥操」就是鍛鍊慢肌的最佳方法。**

因為，伸展背部＝鍛練慢肌＝燃燒脂肪。

想趕走身上多餘脂肪的人，做「慢肌訓練運動＝背部拉筋操」就對了。

充分運動和睡眠，不花錢就能促進「生長激素」！

前面有提過，使用「慢肌」運動的背部拉筋操並不會讓肌肉變粗壯，如果希望擁有如同健美先生般的肌肉線條，必須選擇重力訓練來鍛鍊「速肌」。

不過，我們需要的是將肌肉變得細長，並增加基礎代謝率，所以不需要鍛鍊「速肌」；想變瘦，重力訓練運動只會造成反效果，只要做「背部拉筋操」就夠了。

「背部拉筋操」可以鍛練豎脊肌，斜方肌、大胸肌、大腰肌、大臀肌、三角肌、背闊肌、大腿四頭肌、上臂三頭肌等的紅色肌肉（慢肌）都能獲得鍛練，只要鍛練這些肌肉，可以分解體脂肪的「生長激素」就會大量分泌。

運動後，「生長激素」就會大量分泌

「生長激素」是腦內的腦下垂體所分泌的荷爾蒙，其功能就如其名，可以促進身體生長發育。生長激素的分泌量在13歲至17歲的成長期達到巔峰。因為大腿骨或手臂骨等負責活動的骨骼變長，於是就長高了，這段期間如果生長激素分泌狀況不佳，就會長不高。

俗話說：「一眠大一吋」，**因為在睡覺時或運動後，生長激素會大量分泌。一旦過了20歲，骨骼就會停止成長，身高也不會有所改變。而且，生長激素的分泌量會隨著年齡增長而遞減。**科學證實，生長激素具備提升皮下組織含水量的功能，20歲左右的女性肌膚光滑緊緻；25歲則是肌膚狀況的分水嶺，到了這個年紀，肌膚會逐漸暗沉，這與「生長激

生長激素分泌量的年齡變化表

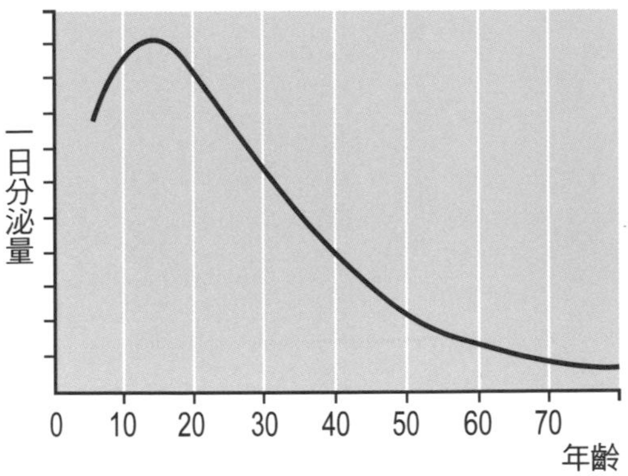

素」急速減少有密切關係。

「生長激素」是重返年輕的特效藥

近年來在歐美地區，使用生長激素讓人重返青春的醫美療法非常盛行，據說許多好萊塢明星都接受過這個療法，因為效果驚人，**治療後皺紋真的消失不見，中廣腹部也變平坦，不僅外表年輕了，連身體機能都能重返青春。**

在歐美地區視生長激素為抗老化的特效藥，生長激素療法所費不貲，一次療程費用高達20萬日圓（約台幣7萬元左右）。不過，注射生長激素有致癌性的副作用，稱不上是萬無一失的完美方法。另外，如果體內的「生長激素」分泌量增加，身體還會有哪些重大改變呢？

「生長激素」能改善性功能，「初老症狀」通通都會消失！

首先疲倦感消失，身體變輕盈，然後覺得精神百倍、不再昏昏欲睡，洋溢著濃郁的幸福氛圍，視力與聽力都會變得比以前敏銳，就算偶爾晚一點睡，也不會覺得累。還有，因為體力變好，以前晚上總要醒來上好幾次廁所的人，可以一覺到天亮。而且大腦變靈活，記憶力也被提升了，甚至毛髮稀疏的人變成一頭烏黑柔亮的秀髮，連性功能也獲得改善。總之，所謂的「初老現象」通通都會全部消失。

如果不想花錢，又希望生長激素分泌量增多，「睡眠」與「運動」是關鍵。如同我前面所言，想要提升體內的生長激素，就要多做能鍛鍊慢肌的運動，而「背部拉筋」正是一種「慢肌訓練運動」。

晚上做背部拉筋操，是生長激素大量分泌的好時機

另外值得一提的是，胺基酸中的「精胺酸」和「鳥胺酸」是生長激素的形成元素。因此，如果晚上攝取了蛋白質食物，稍做休息後進行「背部拉筋操」，接著再就寢的話，就可以讓生長激素大量分泌。

精胺酸　強健肌肉、提升免疫力

精胺酸（Arginine）是體內蛋白質的製造元素，也是成長所需的必須胺基酸之一，**它與生長激素的分泌有密切關係。具有活化細胞、提升免疫能力、強健肌肉的作用，**雖然人體可以製造谷胺酸（Glutamine），但是必需量並不足，只能透過食物攝取，像這樣的胺基酸就稱為「必需胺基酸」。含有蛋白質的食物如：大豆製品、雞肉等都富含精胺酸。

鳥胺酸　活化褐色細胞活動

鳥胺酸（Ornithine）也是胺基酸的一種，主要功能之一就是促進生長激素分泌。胺基酸可分為「無法在體內製造」的必需胺基酸及「可以在體內製造」的非必需胺基酸兩類，鳥胺酸不屬於這兩類，它屬於具有多項功能的遊離胺基酸，**鳥胺酸與精胺酸一起作用的話，可以活化褐色細胞的活動，促進脂肪燃燒。**

魚肉類、大豆等的蛋白質食物富含其他種類的胺基酸，相較之下，鳥胺酸屬於不易從食物中獲取的胺基酸，不過已有研究指出，蜆仔富含鳥胺酸。

「背部拉筋操」能抑制食慾，遠離「貪食腦」上身！

運動與飲食並行，不只可以成功瘦身，還有抗老化效果，助你重返青春，相信各位讀者能慢慢體會到「背部拉筋減肥法」的優點，如同前面所述，伸展背部可以發揮卓越的骨盆矯正效果。由此可見，它的保健效果也相當優異。當疲倦時拉拉背部的肌肉，會覺得神清氣爽。接著，獲得伸展的身體肌肉接收到的刺激會傳達至腦部，趕走瞌睡蟲，相信大家都有過上述的經驗。

「背部拉筋操」能讓胸肋關節張開，骨盆閉合。當骨盆閉合，身體所有的骨骼就會緊實。

所謂的緊實體態就是沒有多餘贅肉及水分屯積的理想體型。**身體緊實對於大腦也能造成良性影響，同時控制食慾，漸漸轉換為不易發胖的體質，讓大腦不會變成「貪食腦」，除了可以讓你瘦身，又能創造出其他優良的附加效果。**

「背部拉筋減肥操」讓你成功瘦下10公斤的秘訣

大家都知道，許多日本人為肩膀酸痛所苦；根據厚生勞動省的調查，得知一項驚人報告，四成國中生有肩膀酸痛的毛病，姿勢不良是最大原因，玩電腦、打電動等姿勢都不是正確姿勢，因此駝背的人明顯增加。

脊椎好比是將人組織相連的公路，重要的神經緊附其上，**因駝背導致脊椎彎曲，就會壓迫自律神經，引發消化器官不適、便秘、生理痛、易累等症狀。同時，駝背也會讓腹部屯積脂肪，慢慢走向肥胖之路。**

女性駝背則會出現更多糟糕狀況，胸部鬆垮、臀部下垂，讓外表的美感大打折扣，想擺脫這些惡夢，「背部拉筋操」是救星。

最後做個總整理，背部拉筋操能鍛練以「豎脊肌」為主的全身慢肌，提升基礎代謝量，促進脂肪燃燒。而且，「慢肌訓練運動」的效果能促進生長激素分泌，進而產生燃燒脂肪及抗衰老的效果，這個架構就是「背部拉筋減肥操」能夠瘦身成功的祕訣所在。

PART

3

95%的脂肪完全燃燒消失！

2種呼吸法＋
3招背部拉筋操
全圖解

1. 「背部拉筋減肥操」是每天都能做的輕鬆運動。

2. 交互實行「腹式呼吸」和「胸式呼吸」兩種呼吸法。

3. 最理想的時段是早、午、晚的三餐飯前做，瘦身效果最佳。

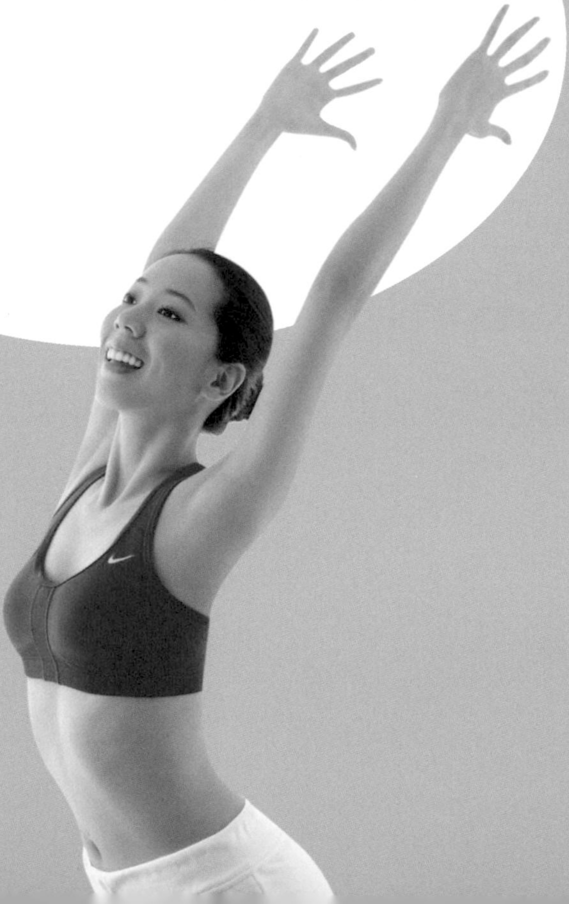

減肥痛苦嗎？一點也不！你可以讓減肥變成愉快的事

在這個章節，我將與各位讀者分享「背部拉筋減肥操」的具體實踐篇。相較於各位曾經嘗試過的各種瘦身法，它的特色就是不需要消耗太多體力、絕對不會讓你感覺又累又痛苦的減肥法。

也就是說，實行「背部拉筋減肥操」絲毫不會讓身體有疲勞的感覺。因為不需要喝瘦身飲料，也不必服用保健食品，**萬一有幾天因為太高興而酩酊大醉也沒關係，搞不好還能幫你擊退宿醉呢！它的運動時間短，絕對不會佔用你的時間，而且不需要花半毛錢，隨時隨地都能做，不會對體力和荷包造成任何負擔。**

就算你不需要瘦身，「背部拉筋」也能為你獲得健康

「對已經很瘦的人來說，因為方法很簡單，所以對健康也很有幫助，嘗試

看看也不會有絲毫損失，放心挑戰吧！」這是準備進行「背部拉筋減肥操」的人異口同聲的最初評語。

以前辛苦減重，**卻看不見任何成效的瘦身經驗應該還深植你的腦海。幾乎所有患者一開始對於這項減肥法不抱任何期待。加上我一直強調「不必拼命、不須放棄」的原則，讓大家更懷疑它的功效。**

可是，當大家實際做了以後，幾乎每個人都感覺元氣提升，身體變輕盈了。接下來減重效果也陸續浮現，健康狀況變好了，每個人都成為這項減肥法的忠誠支持者。反觀錯誤的瘦身法，雖然變瘦了，但是身體也搞壞了，實在是得不償失。

那麼，接著我們就來學習「背部拉筋減肥操」的實踐方法。

早午晚只要1分鐘，抑制食慾、輕鬆甩肥腰、減脂肪！

黃金瘦身時段是「早午晚用餐前」，各做一次就夠了

每天「早午晚的三餐前」做背部拉筋操是最理想的模式。飯前做可以讓下垂的內臟回歸原位，因此能預防過量飲食，另外還能活化交感神經，抑制食慾中樞，降低食慾。

背部拉筋操透過兩種不同的動作構造，達到抑止攝食過量的效果。

一次深呼吸所需的時間是15秒，早午晚時間各做四次，合計所需時間只有3分鐘而已；雖然只有短短的3分鐘，卻可以提升基礎代謝量，讓食慾恢復正常。一味禁食的瘦身法只會讓基礎代謝量降低，導致食慾中樞異常，變成暴飲暴食，最後當然是面臨可怕的復胖結果。

呼吸與健康的密切關係

另外，「呼吸方式」對於精神層面也會造成重大影響，當我們感到興奮或喜悅、憤怒或悲傷時，呼吸會變亂且急促。

相反地，當我們放鬆或睡前打盹時，呼吸顯得沉穩有規律。

所以，只要能控制呼吸，就能掌控心理狀態。我在前面有提過，安定自律神經也是瘦身的重要一環。也就是說，如果你是呼吸紊亂的人，建議你常做「背部拉筋減肥操」，就能調整呼吸，讓呼吸變得規律。

因為瘦身成效完美，每個人都能持之以恆

我想，應該不少人都有過這樣的悲慘經驗吧？事實上我的減重門診患者中有許多人是因為極端節食後嚴重復胖，因為復胖問題才來看診。**可以正常飲食的「背部拉筋減肥操」絕對不會有復胖的問題。**當你持續實踐後，你一定能真實體會減肥成功的成就感。在本書一開始曾經提到，「背部拉筋減肥操」的

效果不是看體重數字，而是體脂肪與腰圍的數字。我還是想不厭其煩地提醒大家，**除了讓體重變輕，「降低體脂肪」也是重點之一。只要持之以恆做背部拉筋操，大約一個月過後，幾乎每個人的腰圍都會縮小，**因為呈現完美的瘦身結果，每個人都心生喜悅，於是更認真地實行。

「坐著」幫背部拉筋，一樣有瘦身效果

背部拉筋操的好處就是這麼多，它可以維持身體健康、暖和身體、讓你保持愉快心情，又有瘦身效果。**所以常常有人問我：「只能早午晚各做一次嗎？」早午晚各做一次是最低限度，如果時間允許，也可以每個小時做一次。**另外，當你想運動或是久坐疲勞時，也可以透過背部拉筋操活動筋骨。

如果是上班時間，不方便起身運動的時候，也可以坐著幫背部拉筋，伸展上半身也能發揮相同的運動效果。請配合自己的作息安排運動時間。

五招！啟動瘦身開關，永遠健康年輕！

我是一名醫生，也是以「科學角度」看待肥胖與代謝症候群關係的研究者，不斷研究有沒有最好的瘦身方法。

常常悶住呼吸的人，一定不健康

在此，我想檢證「背部拉筋減肥操」之鑰的幾個瘦身方法。

首先，就是大家公認的重要呼吸法。這個呼吸法是集瑜伽、氣功等健康法基礎的方法，瑜伽的呼吸法要求在深呼吸時，「頭」與「心靈」、「身體」合而為一，讓氣流順暢地於這三個部位循環。我們從出生到死亡那一刻為止，一直都在呼吸。

健康的人可以無意識地自在呼吸；可是，一旦承受強大壓力或集中精神工作

時，總會不知不覺屏住氣息或變成淺呼吸。學會瑜伽呼吸法，可以在工作空檔放鬆一下，也可以在睡前忘記這一天的煩惱與疲累，重新注入活力，同時讓體內攝取更多氧氣，對於燃燒脂肪助益甚大。

「腹式呼吸」能提升代謝、燃燒脂肪

關於瑜伽呼吸法，一般人統稱為「腹式呼吸法」。除了瑜伽，有許多瘦身法都採用腹式呼吸法。俗稱的「呼吸法」有兩種，分別是運動胸廓內部肋間肌的「胸式呼吸法」，以及讓橫隔膜上下運動的「橫隔膜呼吸法」。

後者的橫隔膜呼吸法就是「腹式呼吸法」，將橫隔膜上下運動而呼吸的方法。當我們腹式呼吸時，就會活動橫隔膜，於是腹腔內壓提高，可以強化腹肌，預防腰痛，**同時可以提升基礎代謝量，進而達到瘦身效果。因為呼吸效率變好了，可以改善呼吸困難症狀。**

可是，大家對於這個腹式呼吸法的評價並不是很好，不少人都說：

「腹式呼吸法太難了，不曉得如何做才能順手。」

「我每天都做，卻一點效果也沒有。」

以前我曾跟著發聲訓練老師練習，確實學會了正確的腹式呼吸法，但是卻無法持之以恆，很快就放棄了。從此以後只要集中意識在呼吸上，就會變成過度呼吸，導致頭痛或頭皮發麻。

其實只要透過正確的步驟及呼吸方法，大動作且深入地活動橫隔膜，刺激會傳送至腦部，然後再傳達至與自律神經關係密切的視床下部。這個刺激可以調適自律神經，讓身心放鬆，抒解焦慮情緒及壓力。

此外，**運動橫隔膜等於給所有內臟按摩刺激，進而讓腸胃、肝臟血流循環轉佳，改善消化功能，解決便秘問題，連停滯的靜脈血流也變順暢，改善懼冷症，還可以抑制過度旺盛的食慾，改善粗糙膚質。**

「胸式呼吸」讓身體暖呼呼，瘦身效果卓越

「胸式呼吸」是皮拉提斯運動的呼吸法。其原理是透過腹橫肌的正確活動，進而穩定骨盆，鍛鍊背肌和腹肌，提升代謝功能，促進脂肪燃燒並雕塑曼

妙的身材曲線。

皮拉提斯是德國人約瑟夫·皮拉提斯先生為了幫助因第一次世界大戰而受傷的士兵復建所研發的運動。

皮拉提斯運動擷取了瑜伽、太極拳等運動的元素，於西元一九〇〇年初期誕生。原本是為了復健而研發的運動項目，所以不會讓身體承受多餘負擔，又能調整體幹肌肉（深層肌肉）。

瑜伽是使用腹式呼吸，皮拉提斯是使用胸式呼吸，兩者所強調的呼吸法並不一樣，運動身體的方式當然也大異其趣，瑜伽有讓身體休息的冥想時間，皮拉提斯運動則是要經常活動身體。

「背部拉筋減肥操」可以輕鬆自然地達到「腹式呼吸」與「胸式呼吸」的健康效果，也就是說，這個方法能促進脂肪燃燒、按摩內臟、提供身體不足的氧氣，做了之後會感覺身體發熱，發揮優異的瘦身效果。

POSE 1

掌心相對背部拉筋操

掌心相對

淨化排毒

趕走瞌睡蟲

「背部拉筋減肥操」有「十指交扣」及「掌心相對」兩種動作，搭配不同的呼吸法，請每天早午晚三餐前各做一分鐘，你一定會慢慢感受到身體的改變。

1 預備姿勢

保持微笑，以愉快的心情開始動作。雙腳打開與肩同寬，腳尖往外轉約45度，脊椎挺直身體勿前彎，保持自然呼吸預備。

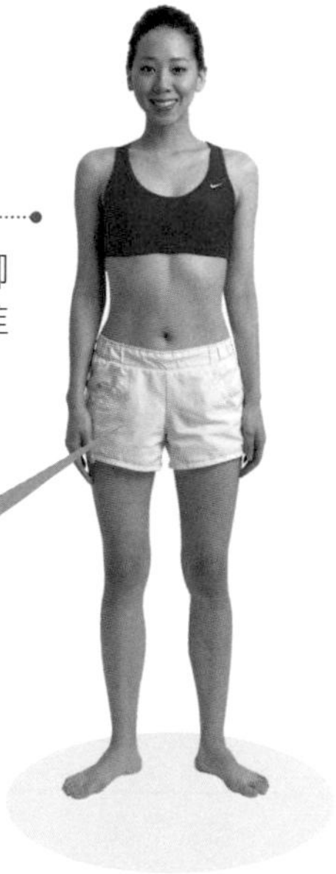

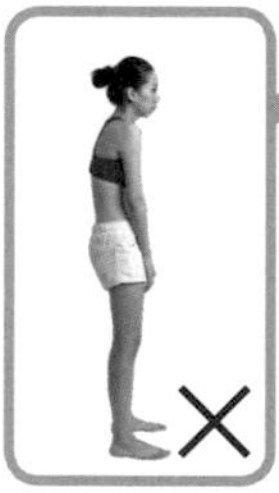

不要駝背。

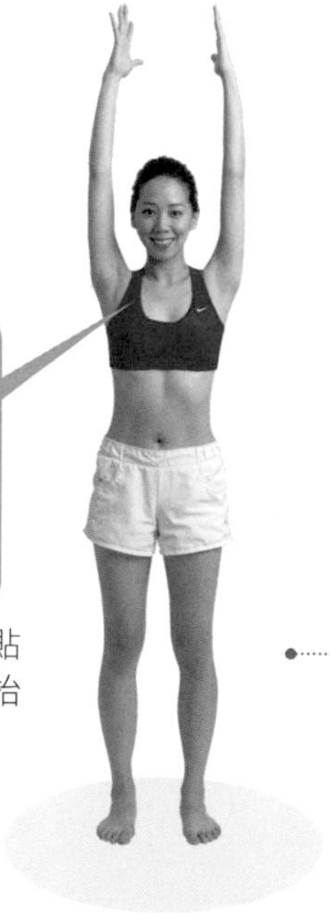

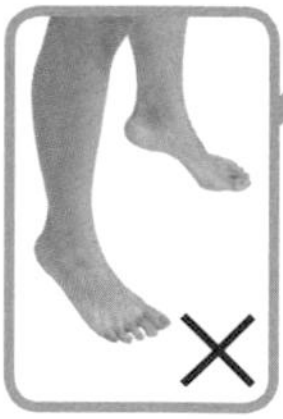

腳跟要緊貼地面，不要抬起來。

2 掌心相對，吸一口氣

手掌相對，雙手慢慢往上舉直，十指張開，膝蓋不要彎曲，腳跟勿抬起。

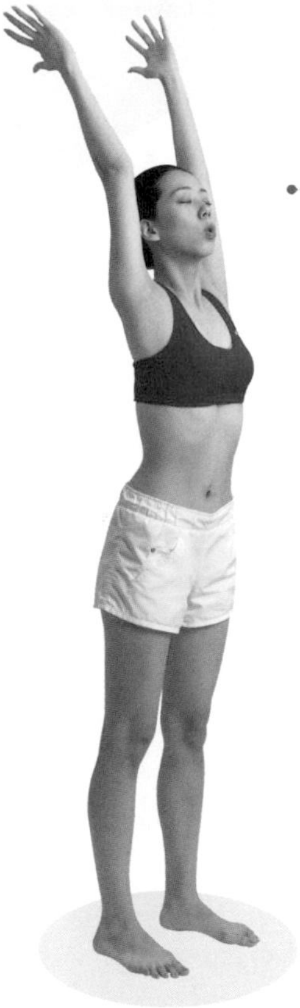

3 慢慢將氣吐盡

此時胸廓是閉合狀態，會自然地進行腹式呼吸，頭部一邊往上仰，身體也略往後仰，一邊深深吸一口氣至腹部隆起，一次深呼吸約15秒，總共進行4次。

掌心相對
背部拉筋
搭配**腹式呼吸**

一次吸吐約15秒
總共做
4次

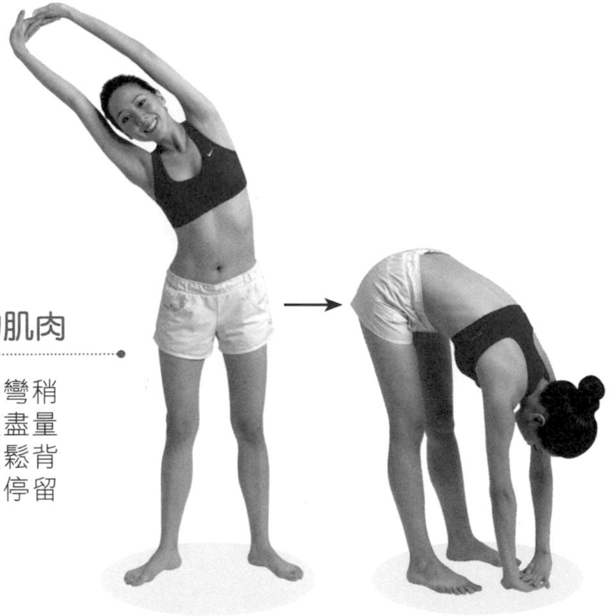

4 放鬆全身的肌肉

接著將身體左右側彎稍做停留，再將身體盡量往前彎，伸展並放鬆背部的肌肉，每次約停留3～5個呼吸。

Point
整理

微笑讓瘦身效果更加倍！

一大早起來雖然還睡眼惺忪，不過盡量讓自己保持微笑，皮笑肉不笑也行，只要表情肌有動作，大腦就會產生「你正在笑」的錯覺，接著血液循環就會變好，讓瘦身效果加倍。

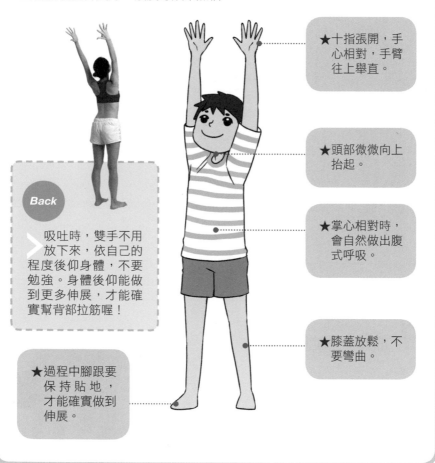

Back

吸吐時，雙手不用放下來，依自己的程度後仰身體，不要勉強。身體後仰能做到更多伸展，才能確實幫背部拉筋喔！

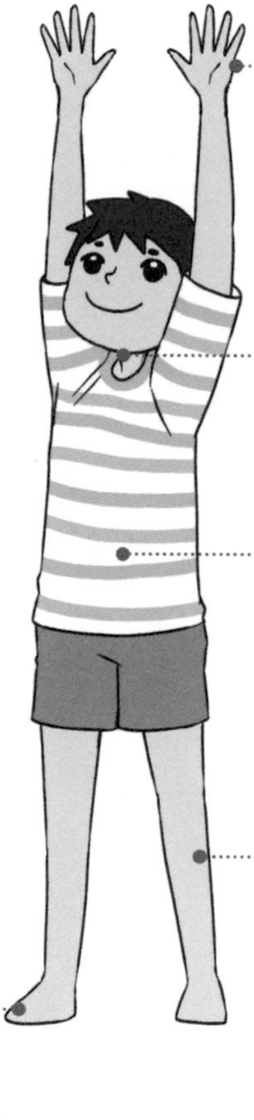

★十指張開，手心相對，手臂往上舉直。

★頭部微微向上抬起。

★掌心相對時，會自然做出腹式呼吸。

★膝蓋放鬆，不要彎曲。

★過程中腳跟要保持貼地，才能確實做到伸展。

POSE 2

十指交扣背部拉筋操

緊實腹肌

分泌瘦體素

改善痠痛

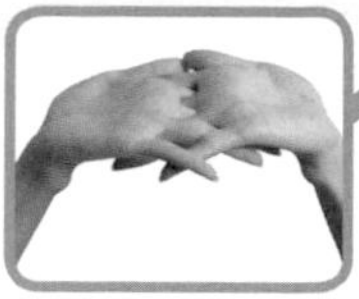

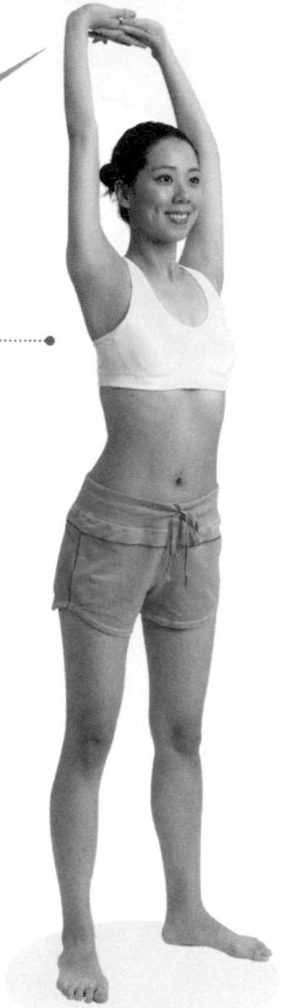

1 預備姿勢

雙腳打開與肩同寬，不要駝背，腳尖朝外轉約45度，維持自然平順的呼吸，保持微笑，腳跟緊貼地面，臀部用力緊縮，接著將雙手十指交扣，掌心朝向天空。

Point

雙腳的位置很重要

○

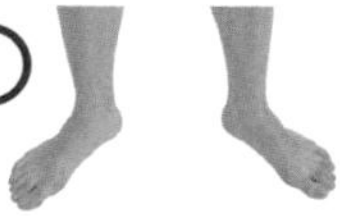

▲腳尖朝外45度角。

×

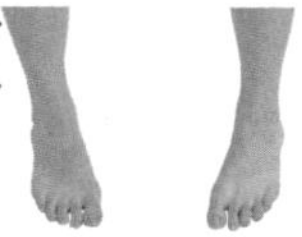

▲雙腳不要內八。

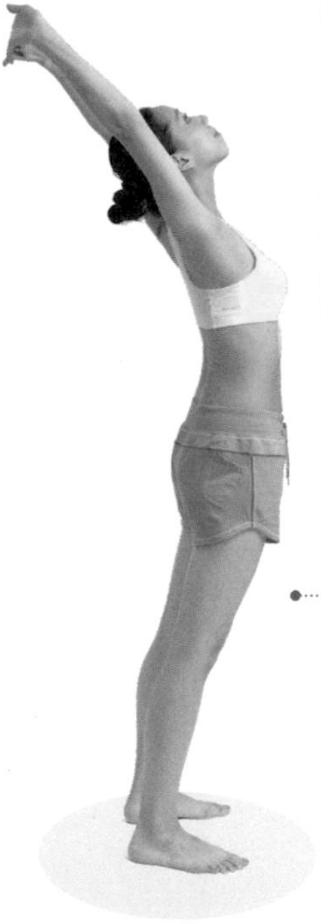

2 頭部上仰，深深吸一口氣

進行背部伸展的呼吸時，胸廓處於張開的狀態，很自然地就會胸式呼吸，雙手往上舉直後，接著視線向上看，大且緩慢的深吸一口氣，盡量將氣息吸的愈極限愈好。

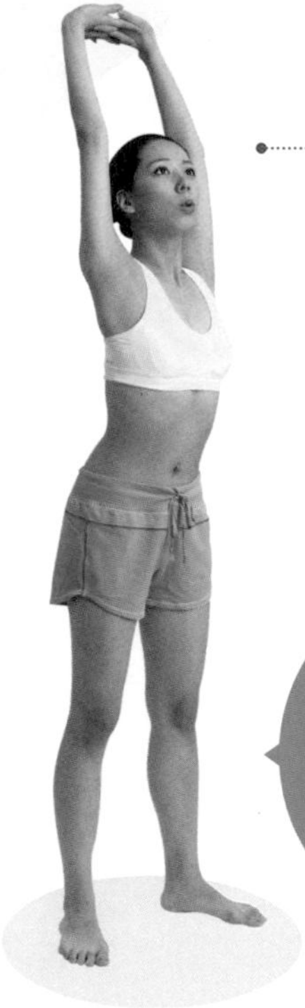

3 姿勢不變，慢慢將氣吐盡

接著雙手不用放下來，將氣吸到最極限時，再將氣輕輕吐出，小腹慢慢放輕鬆，氣吐得愈綿長愈好，將注意力放在背部伸展及呼吸，每一次的吸吐約15約，總共做4次。

十指交扣
背部拉筋
搭配**胸式呼吸**

一次吸吐約15秒
總共做
4次

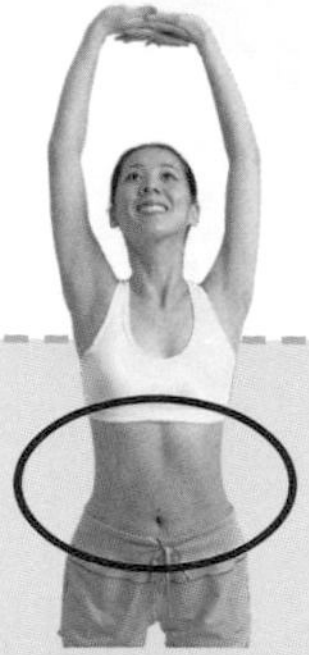

小腹盡量內縮，能輕鬆做到胸式呼吸

吸氣時，記得將肚子往內縮，如此一來可以很自然而然將氣吸到胸部，小腹愈往內縮，氣可以吸的更持久綿長，同時也能鍛鍊腹肌喔！

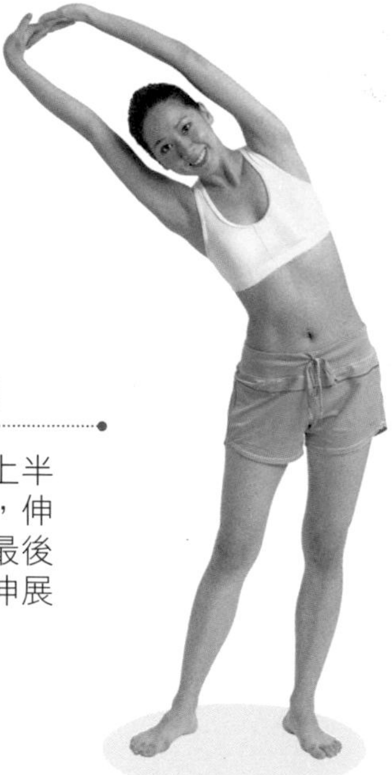

4 左右側彎伸展

最後做舒緩運動，將上半身朝左與右彎曲一次，伸展身體兩側的肌肉，最後再將上半身往前傾，伸展背肌群。

Point
整理

身體有點累，才代表動作確實！

「胸式呼吸」會使用到胸部的肌肉群，也就是肋骨之間的呼吸肌（肋間肌），從字面便知道，胸式呼吸是透過胸部進行的特殊呼吸法。

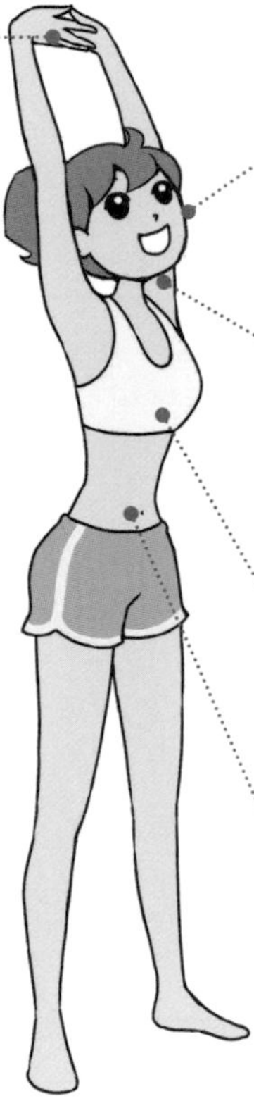
★雙手交扣，掌心朝向天空。
★雙手手臂靠近耳朵，盡量伸直。
★下巴稍微抬高一點點就好，脖子後側的肌肉不要太緊繃。
★將氣吸到胸廓，感覺胸腔打開。
★肚子盡量往內縮，可以讓呼吸更拉長。

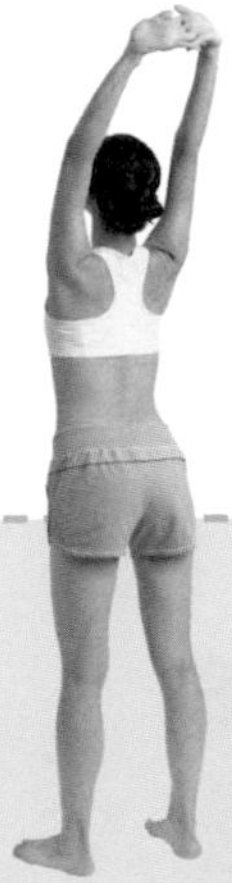

Back

如果確實地做到胸式呼吸，即使只有一分鐘，身體也會感覺開始發熱，甚至有點累累的，這代表你已經確實達到背部拉筋的效果。

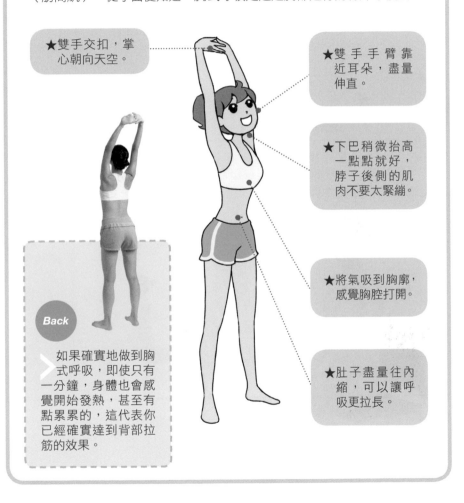

POSE 3

坐姿背部拉筋操

矯正骨盆

提振精神

提升免疫力

因工作關係無法起身站立或腿腰肌力較弱的人，也能以坐姿進行背部拉筋，記得每隔二個小時，就隨時伸展一下，拉拉背部的筋與肌肉，避免長時間維持同一個姿勢，改善久坐的肩背僵硬及腰痛，下午時動作更能振奮精神。

1 預備姿勢

穩穩坐在椅子2/3處，腳跟著地，雙腳打開，膝蓋朝前，上半身挺直不要駝背，感覺頭頂有一條線往上拉，身體往上延伸。

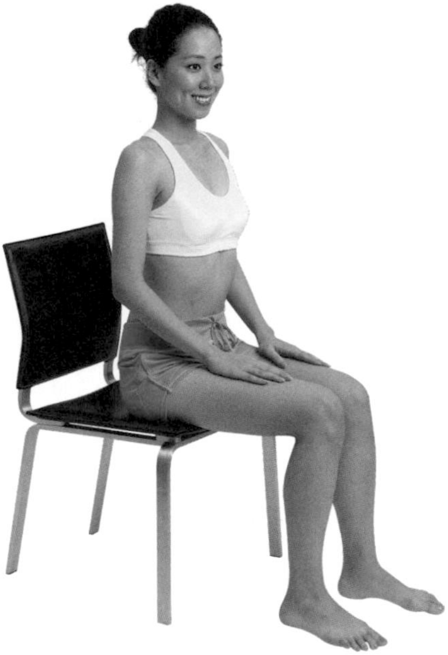

Point

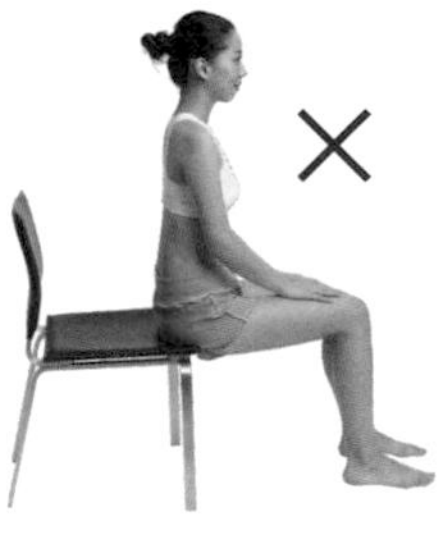

▲身體不要坐太前面，以免動作時不平衡。

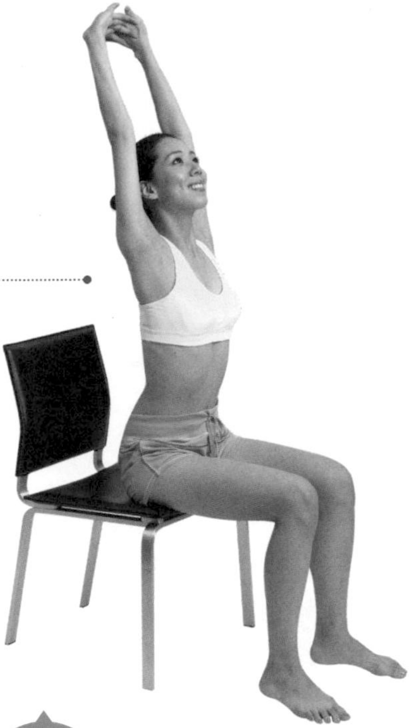

2 雙手往上伸展

雙手十指交扣，手掌心朝上，慢慢將雙手往上舉，視線往上看，肚子往內縮，專注在胸式呼吸，每次吐吸約15秒，共做4次。

背部

拉筋操

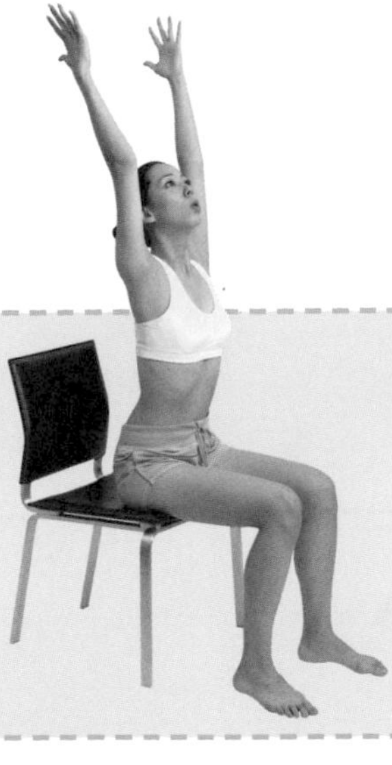

視個人狀況增加次數

你也可以將雙手掌心相對，進行腹部呼吸的背部拉筋，視個人狀況可以慢慢增加動作的次數。

POSE
4

起床背部拉筋操

活絡代謝

喚醒細胞

改善便秘

每天早上在眼睛張開的那一瞬間就是背部拉筋的「黃金時間」，請每天早上確實伸展背部，為一天做個美好的開始吧！

1 眼睛睜開第一件事

早上醒來，不要馬上起身，繼續躺在被窩裡，然後慢慢伸展全身，這時候什麼都不要想，想像自己是嬰兒，保持放空的心情伸展身體。

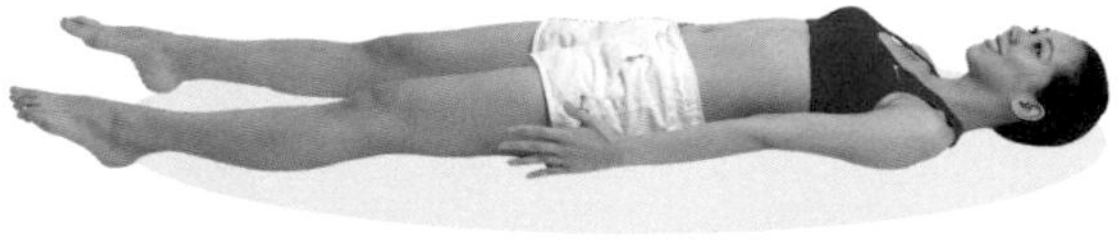

2 手腳慢慢延伸

手掌相對，將雙手往上舉直，手肘內側緊貼兩側耳朵。雙腳慢慢張開，膝蓋不能彎曲，慢慢伸展雙腿。此時，集中意識地伸展每一根手指和腳趾。請務必讓手指尖、腳趾尖都獲得伸展。

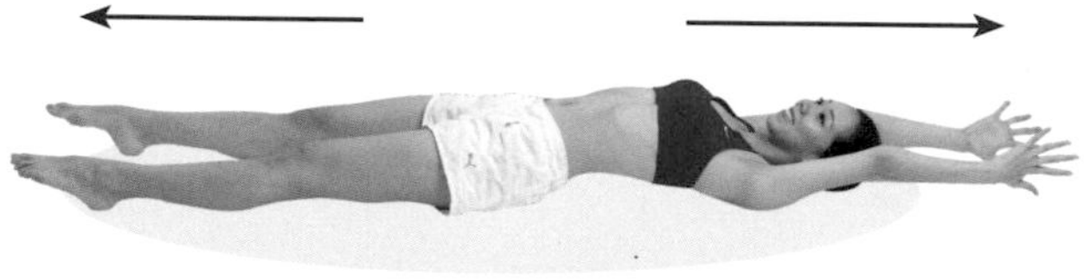

3 深呼吸15秒

這時候還是躺在床上，進行深呼吸。從鼻子慢慢地大口吸氣到腹部，吸氣腹部慢慢凸起，吸到最極限後，再由嘴巴慢慢將氣吐盡。

背部

拉筋操

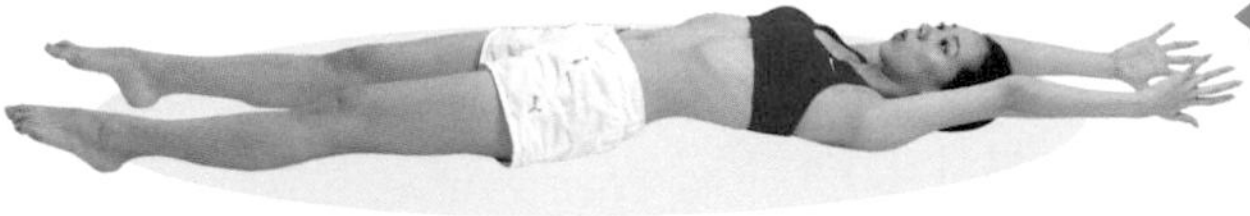

4 側躺起身

Point

總共深呼吸2次

一次深呼吸約花15秒時間，動作要慢，大口深呼吸。做兩次深呼吸搭配伸懶腰動作，總共只需大約30秒時間。

然後從仰躺姿勢變成側躺，利用手臂力量慢慢從被窩起身。這樣的起床動作不會傷害腰部及脊椎，身體也不會有任何負擔

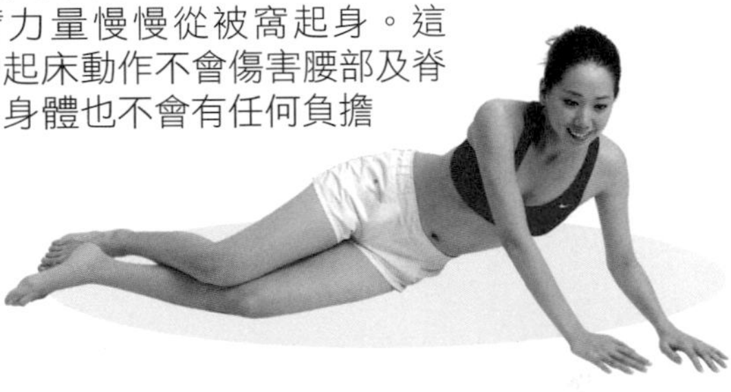

起床前的小動作，很重要

第一次做這個起床法的人一定會覺得清醒的程度與以往截然不同，因為身體每個角落的細胞全被喚醒了，新陳代謝也活躍了起來，肌肉慢慢甦醒，老舊廢物的排泄功能也開始啟動。

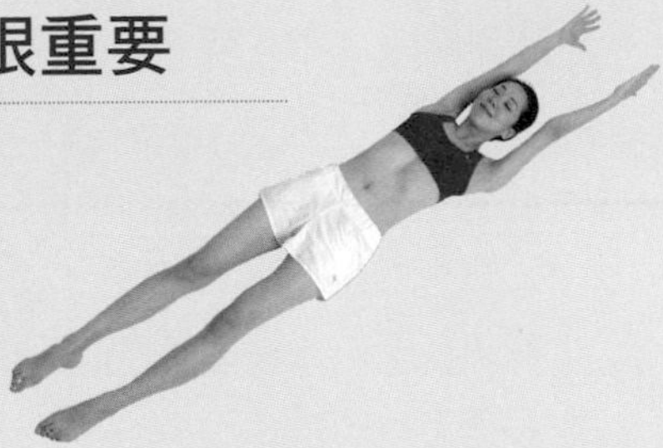

Point
整理

一日之始就從「背部拉筋」開始

每天早上按下鬧鐘後，記得不要馬上起床，請緩慢的進行背部拉筋操，只要一分鐘的時間，這個動作能為你喚醒沉睡的身體，讓體內細胞更加活躍，一整天都能擁有滿滿的活力工作喔！

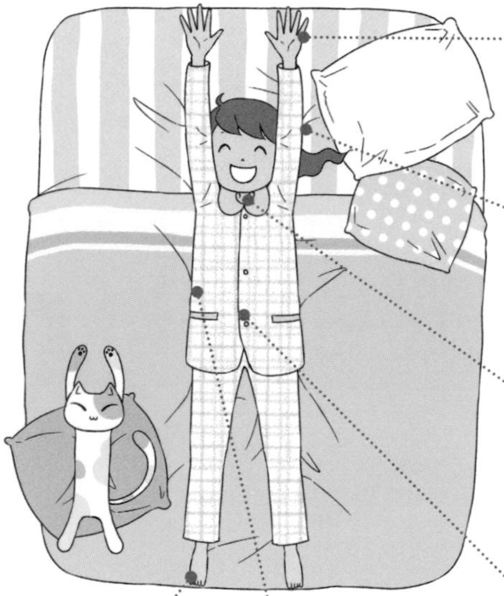

★掌心相對，十指盡量打開。

★雙手慢慢往頭頂舉直，手肘靠近耳朵。

★下巴微微抬起，用鼻子深深的吸一口氣，接著再慢慢將氣吐盡。

★掌心相對做背部拉筋操時，採用腹式呼吸，在心裡默數，盡量讓吸吐一次的動作維持15秒，進行兩次後就可以慢慢起身。

★腳尖慢慢往下壓，腳趾慢慢張開作伸展。

★腰部不要用力以免受傷，保持仰躺姿勢慢慢地伸展全身。

POSE
5-1

腹式呼吸

按摩
內臟

放鬆
身心

改善
懼冷症

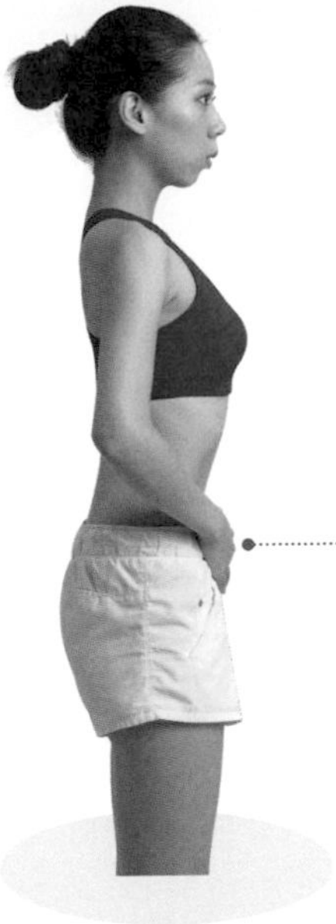

1 先將氣吐盡，肚子往內縮

嘴巴噘尖，慢慢從嘴巴吐氣，將氣吐盡。一直吐氣到腹部變得相當扁平。此時，雙手置於腹部，集中精神吐氣。

Point

小腹縮放無法協調時怎麼辦？

將注意力放在肚子上，一開始呼吸可能會比較淺短，甚至小腹的縮放反應無法和吸吐協調，將注意力集中在呼吸，記住**「吐吸吐」**的口訣，一定可以成功學會。

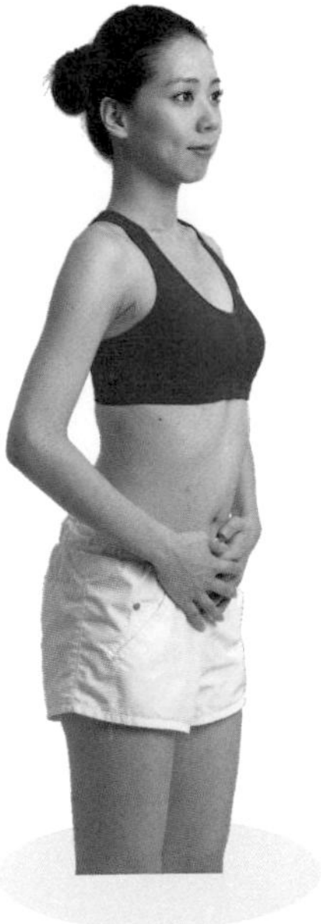

2 吸氣，腹部慢慢隆起

感覺肚臍下方有大量空氣進入，將腹部隆起，慢慢吸氣。

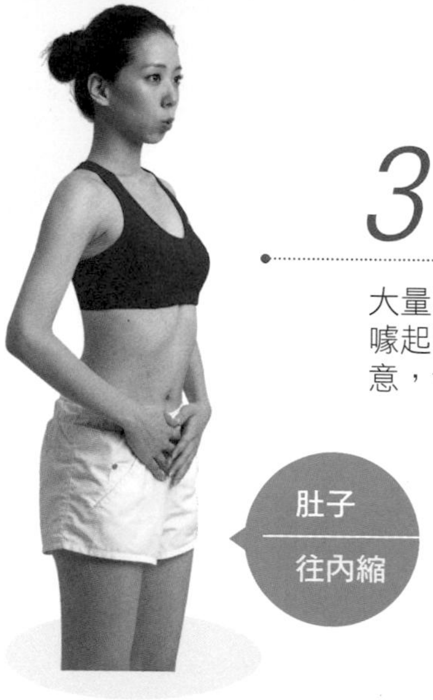

3 緩慢將氣吐盡，感覺小腹內縮

大量吸氣後，屏息一至兩秒，然後再噘起嘴巴，從嘴巴慢慢吐氣，不必刻意，會覺得有點停止呼吸的感覺。

仰躺時，將雙膝立起做起來比較容易

吸氣時，感覺腹部確實隆起，吐氣時將腹部壓至最扁平，將氣吐盡，確實呼吸到這樣的程度才會有效果。

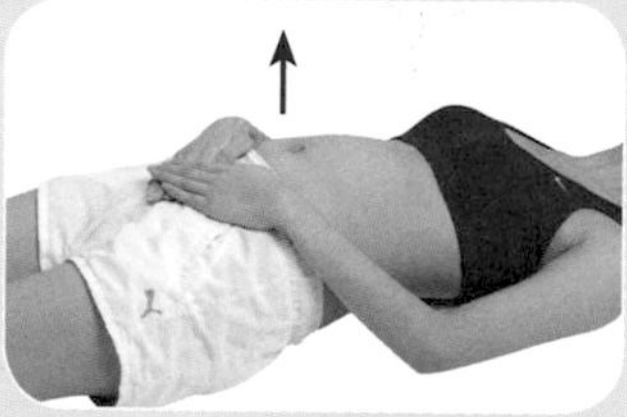

▲吸氣

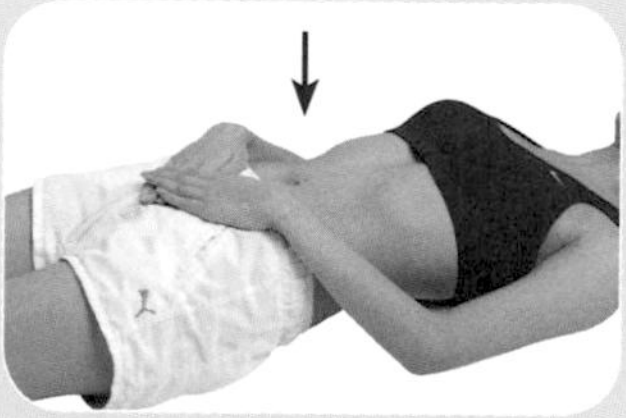

▲吐氣

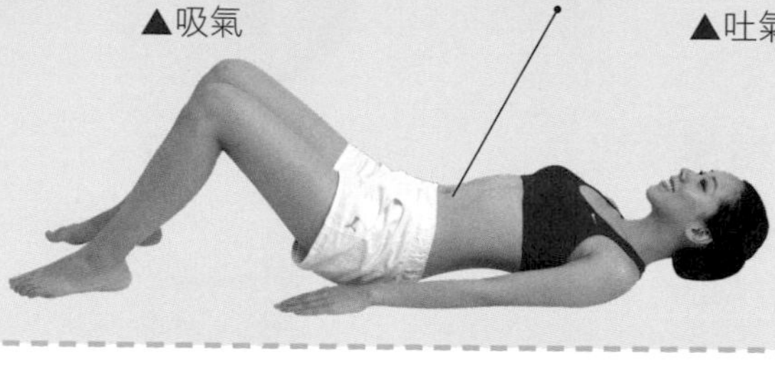

Point
整理

2關鍵，學會腹式呼吸

不論站著、坐著或仰躺，不必挑選時間或場所，配合自己的步調，隨時都能進行腹式呼吸。那麼，依照以下步驟開始「腹式呼吸」吧！

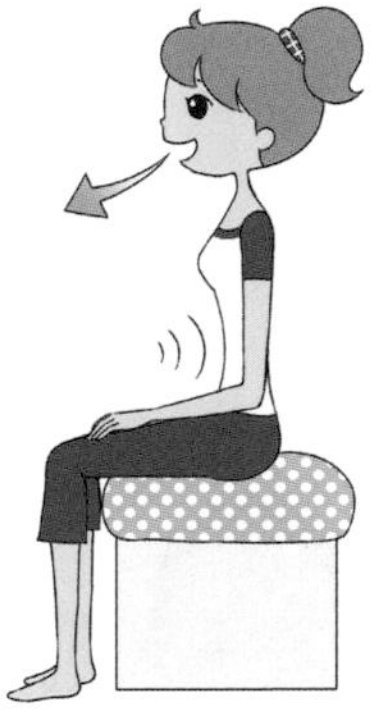

▲由嘴巴慢慢吐氣
同時下腹部朝內部縮壓。

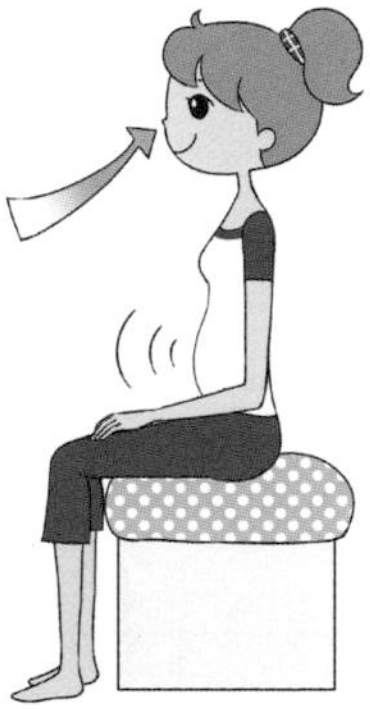

▲由鼻子大量吸氣
同時下腹部隆起至最大極限。

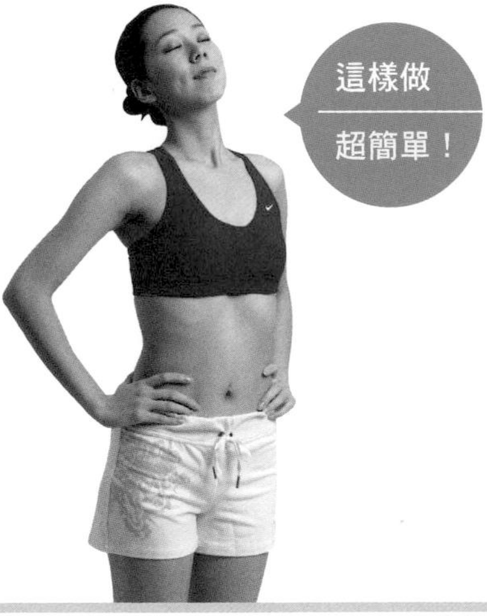

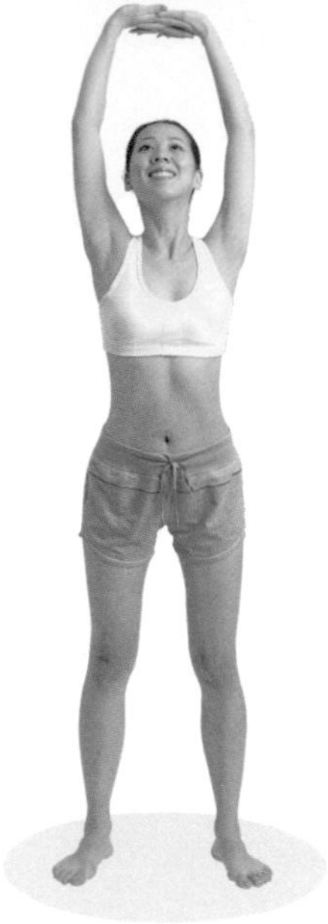

POSE
5-2

胸式呼吸

燃燒脂肪

穩定骨盆

提供氧氣

平常活動時，即便我們集中意識進行胸式呼吸，也很困難辦到；不過，如果是透過「背部拉筋減肥操」，便能自然地胸式呼吸，正確的胸式呼吸請注意以下重點：

肚子凹陷

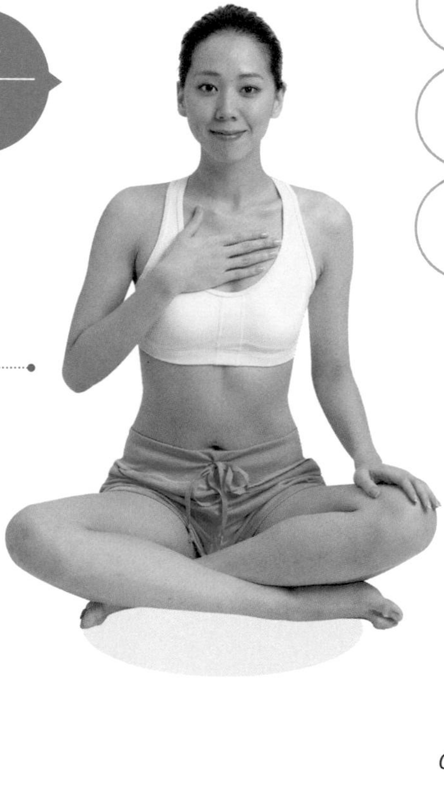

1 吸氣，胸腔擴張、腹部內縮

用鼻子吸氣到胸腔至完全鼓起，這時小腹會自然的凹陷，肺部到胸骨從內側整個擴展，覺得身體暖呼呼。

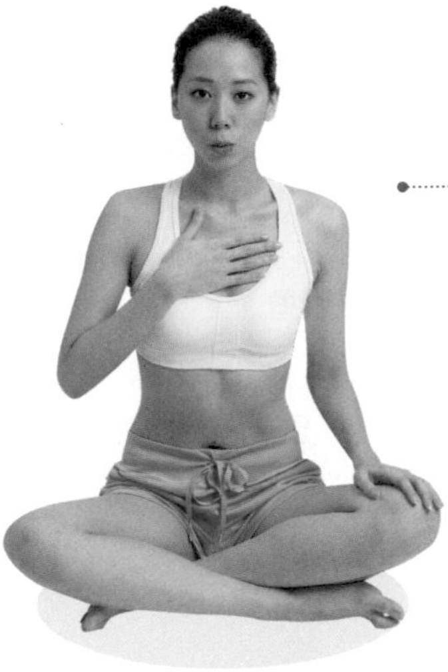

2 吐氣，小腹放鬆

慢慢將氣吐盡，胸部和小腹回復到放鬆狀態，將空氣全部吐出。

肚子

放鬆

胸式呼吸的卓越效果

進行「胸式呼吸」時，主要是依靠胸肌的力量來打開胸腔，所以呼吸時，**胸部和肩膀都會有明顯的起伏變化**。將氣吸到胸腔時，小腹會自然往內縮，吸氣時可以將手放在腹部感覺呼吸，吐氣時，將空氣全部呼出，小腹和胸部放鬆即可。

胸式呼吸做得確實時會大量出汗，全身血流循環變好，提升體力。瘦身效果相當卓越。

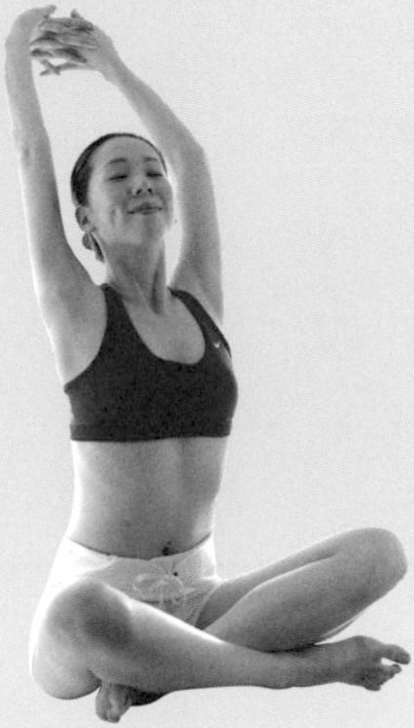

最適合「宅男宅女」的瘦身健康法

忙碌的上班族總是一坐就很難再起身運動，下班一回家後就賴在沙發上看電視，不然就是上網當宅男宅女，除了手指到手肘，身體幾乎不會移動，因此，為了讓上班族可以一邊上班也一邊運動，美國的糖尿病研究專家提出大力推廣「輕鬆做運動」的觀念。即是「NEAT」（「Non Exercise Activity Thermogenesis」的縮寫），意思是「非運動性的熱量消耗」，簡單來說就是「輕鬆做運動」的意思。

可以每天輕鬆進行，才是會變瘦的方法

這個觀念的意思是我們不需要刻意到健身房運動或慢跑，不必從事激烈運動，只要增加日常靜態活動的熱量消耗，譬如靜坐、站立、走路（非快走）、

伸展，一樣能達到與運動相似的效果。

「背部拉筋減肥操」就是符合此觀念的運動，動作簡單，不用花錢，不需花費太多時間，上班、午休、假日休閒，隨時隨地都能做的一項運動，確實是不景氣時代下的最佳瘦身法選擇。

重點是「人人都能做」，就是這個方法的最大優點，不需要準備任何道具，也不必換運動服，更不需要準備擦汗用的毛巾等運動用品，也不用夥伴陪同，一個人就可以運動，連腿力或腰力不好的人，也可以坐著進行。所以我才說背部拉筋減肥操是所有減肥方法當中，唯一符合「經濟．便利．迅速」三要件的方法。

「拼命運動」才能減肥的想法已經落伍了

電視節目常會介紹「兩個月瘦了20公斤」的快瘦方法，這根本不是真正的減肥，只是一場殘忍的自虐秀罷了。為了健康一輩子與減肥二字為伍，這才是減肥的真義。因此，「背部拉筋減肥操」就是最適合讓大家當做一輩子好朋友的瘦身方法。

在閱讀本書前，應該沒有人能想得到這個動作可以減肥。一直以來大家都認為減肥就是要做激烈運動，大量排汗，對身體施加壓力，才能見到成效。

能吃苦的人當然可以採取嚴苛的減肥方法，我絕對沒有否定其他減肥方法的意思，希望以後也要堅持地努力下去。認為沒有跑步、舉啞鈴、做仰臥起坐或伏地挺身等的激烈運動就稱不上是減肥的人應該不少吧？

可是，我們的目標並不是訓練自己成為參賽選手。提高身體的基礎代謝量才是第一要務。所以，透過慢動作刺激肌肉的「背部拉筋減肥操」就足夠了。

「背部拉筋減肥操」與過去的瘦身法不同，不需要忍耐，也不必虐待身體。**尤其在工作疲勞的時候，更建議你隨時進行，放鬆僵硬老化的肩膀，並且同時想著：「我正在為背部拉筋，就是正在變瘦！」那麼你一定可以持之以恆，輕鬆愉快的成功瘦下來！**

PART

4

超過2000人見證的瘦身奇蹟

「背部拉筋減肥操」的驚人成功案例

不愛運動的人，該如何瘦？

我該如何做，才能輕鬆地讓肚子贅肉消失無蹤呢？這幾年來，我天天都在跟這個大難題對抗。最後，困擾我二十多年的腰圍故事（West Size Story）終於有了圓滿結局。我一直在思考，像我這樣不愛運動的人該如何瘦身？這也是我成立減肥門診要面對的最大課題。

我的興趣是研究人要如何活得健康長壽，並且確實執行。我的人生目標是改寫世界最長壽之人的紀錄，目前最長壽的人士是於西元一九九九年以122歲又164天高齡辭世的法國人詹妮．卡門（Jeanne Louise Calment）女士。

因為立定這個志向，更讓我熱衷於健康長壽的研究，並於二〇〇四年出版了《延緩老化與死亡》（日本文藝社）這本書。「老得慢、活得久」是人類永遠的夢想，以四個字來解釋，就是「青春不死」的意思。就現代醫療水準來看，青春不死是不可能實現的，只能讓人老得慢一點、活得久一點，於是在日本便出現了這個名詞「Antiaging」（抗老化醫療）。

「減重門診」的存亡危機

在《延緩老化與死亡》這本書中，**我特別強調一件事，「肥胖會導致動脈硬化，也是腦梗塞、心肌梗塞的導因，隨時提醒自己餐餐八分飽，維持健康纖瘦身材，才是長壽之道。」**其實，我自己一直為肥胖所苦，所以認真研究減重方法，並且確實實踐。後來，為了分享我的經驗，成立了減肥門診。

我的處女作《延緩老化與死亡》發行後非常暢銷，也因此有許多患者到我的減肥門診掛號。另外，下班後我還要忙著到各地演講，也接到電視、廣播電台的邀約。等我察覺時，發現自己已經忙到沒有時間及體力運動。結果就是復胖了。每當我對因生活習慣病導致肥胖的患者說：「**你再努力一下，讓自己變瘦吧！**」患者一定會回我一句：「**醫生你也一樣！不要只會說別人。**」如果我再胖下去，根本沒有資格成立減肥門診——這時候，我面臨了莫大的危機感。

胖到危急生命的人，最適用「背部拉筋減肥操」

最後讓我擺脫重重危機，獲得救贖的人就是本書一開頭就提到的N先生，因為各種因素沒有時間運動，跟我有相同煩惱的患者——「雖然已經相當注意飲食，但是喝個水就胖」，怎麼努力都瘦不下來的痛苦抱怨。

某位減肥門診患者O先生（52歲．男性．內勤職員）這麼說過。「當我接受醫師指導，開始實行背部拉筋減肥操，三個月裡腰圍瘦了12公分。體脂肪也少了10%。以前我也試過各種瘦身方法，但這是第一個看到成效的方法。背部拉筋減肥操最適合像我這種沒錢、沒時間的人了。」

確如O先生所言，這個減肥法不用花半毛錢，**也不會花費太多時間，更不必劇烈運動、控制飲食。這是為了那些用盡各種方法都瘦不了，不但沒瘦，連疾病也無法改善，已經胖到可能危急生命安全的人所設計的瘦身方法。**

●「背部拉筋減肥操」能抗老化、變美麗

然而，想擁有模特兒般曼妙身材的人，這本書也值得您參考。因為這個超級簡單的「背部拉筋減肥操」蘊藏著許多讓人活得健康美麗的抗老化祕訣。我在撰寫本書時，心裡一直在想「我要讓大家輕鬆瘦身，不用拼命，能持之以恆的運動。」

將「不必拼命、持之以恆」套用於自律神經功能結構上，意思就是「交感神經不再過度緊張，副交感神經也不會過度作用」。**交感神經緊張是引發癌症、動脈硬化的可能原因，副交感神經作用過剩，人會變得癡呆。人活在世上，不必過度虐待自己，但也不能過得太安逸。**

眾多瘦身失敗例子當中，最常聽到失敗者說：「去旅行的時候吃了太多美食，既然變胖了，瘦身計畫也就跟著放棄了。」當你放棄時，等於在那個當下瘦身計畫就結束了。然而，只要不放棄，就算瘦身計畫截止日期到了，並不算結束。隨時都可以再配合自己的生活步調，重新繼續減重生活。

「背部拉筋減肥操」啟動自癒力，讓我重生

B小姐（66歲．女性）因交通意外後遺症關係，變成下半身不遂，需要坐輪椅。

B小姐非常愛喝啤酒，每天晚上都要喝一公升的罐裝啤酒，這是她的生活樂趣。**一喝啤酒，食欲就變旺盛，結果常吃下太多下酒菜。因為這樣，短短幾年間整個人就像吹氣球，變得圓滾滾。**B小姐身高160公分，體重82公斤，體脂肪是43％，腰圍高達120公分，已經胖到無法翻身了。

因為已經胖到無法運動，所以她決定利用「腹式呼吸法」來減重。可是，事情好像不是很順利。每次吸氣時，都無法讓腹部隆起。相信大家都有過這樣的經驗，看在其他人眼裡，一定會覺得很不可思議，「為什麼」學不會。可是，對於學不會的人而言，就是再怎麼努力也做不好。

焦慮的呼吸方式，只會對身體造成傷害

於是，B小姐心想，至少要努力增加呼吸次數，她拼命咬著牙，焦慮地「哈哈、呼呼」快速呼吸。結果導致手腳麻痺，動彈不得，甚至還引發劇烈頭痛而昏倒。當救護車把B小姐送至我的診所時，她已經恢復意識。因為她並沒有生病，只是過度換氣導致暫時不適而已。**過度換氣症候群會讓人突然呼吸困難，反覆出現心悸、頻脈、暈眩、手腳麻痺等症狀，這些都與壓力、情緒不安有關。**

早午晚各做一分鐘，三個月瘦10公斤

這一次，深受呼吸法之苦的B小姐決定挑戰背部拉筋的呼吸法。三個月後，她的體重降至72公斤，體脂肪是38%，腰圍是102公分，瘦了18公分。再一年後，體重是59公斤，體脂肪28%，腰圍是95公分，簡直判若兩人。B小姐很高興身體變輕盈了。讓我們一起分享她的喜悅。

「因為我雙腿行動不便，所以醫生叫我只要每天早午晚做背部拉筋減肥操。剛開始我很懷疑醫生的能力，心想他是不是在敷衍我，之前我試過無數種艱辛的瘦身方法，卻從未成功過。只是伸展背部就可以變瘦？我一直覺得醫生一定是蒙古大夫，可是他在當地相當出名，被譽為第一把交椅的減重名醫，既然這樣，那就姑且試試。

長年肩痛奇蹟消失，食慾也變小了

一開始讓我覺得有改變的是，做了幾次腹式和胸式呼吸後，一整天都覺得身體很溫暖，從小就是寒性體質，即使夏天也不能吹冷氣，可是，做了背部拉筋操之後，立刻覺得身體暖呼呼，這一點確實讓我大感意外。

不過，這樣的反應其實是一個小序曲而已。接下來讓我訝異的是，**肩膀酸痛消失了，肩膀酸痛是困擾我數十年的老毛病，情況嚴重到必須定期按摩，但是，開始做背部拉筋操後，很不可思議地第三天起就覺得肩膀變得好輕盈。**接著更像在做夢，肩膀酸痛消失了，因為很久沒去按摩，按摩師以為我住院，還擔心地打電話來問候我。奇蹟不只如此。大約過了一星期，我發現就算只吃一點東西，也會很有飽腹感。以前大家都說我是大胃王，好像暴食症患者，但是現在食慾變小了。

不用再吃瀉藥，人生從此快活舒暢

突然我覺得好害怕，不曉得是不是身體哪裡生病了，才會出現這些徵兆。然而，在我便秘問題獲得改善的第10天開始，恐懼感轉換成對「背部拉筋減肥操」的信賴感。**一直以來，我用完餐就要吃許多瀉藥，才能預防便秘，長期服用瀉藥的結果就是，一旦減少食量，排便更不順暢，陷入可怕的惡性循環中。**但是現在我不僅可以安心減少食量，即使瀉藥服用量愈來愈少，也可以暢快排便，我的人生從未像現在這樣快活舒暢。

「背部拉筋減肥操」的功效已超越瘦身領域

其實我有輕微的憂鬱症，一直在看心理醫生，也長期服藥。可是，**實行**

「背部拉筋減肥操」兩個月後，我竟然可以擺脫抗憂鬱藥物。

背部拉筋減肥操早已超越所謂「瘦身」的領域！我是如此堅信著。一年後，我的身體完全變了樣。**人類天生擁有的自癒力真是神奇，我不由得如此認為。因為我沒有服用任何藥物，只是做了背部拉筋的運動就成功瘦身，而且身體也變健康了。**當我告訴醫生我的感想，醫生只是淡淡地說：「這是自癒力發揮功效的結果！」伸展背部可以改善失調的自律神經，讓人充滿鬥志。一直以來總是意志消沉的B小姐變得神采奕奕，雙眸綻放著動人光采。看了這麼多成功瘦身的案例，我很慶幸自己身為醫生，不僅僅是因為幫助他們瘦下來，而且看到他們找回過去的自信、重新擁有生命的活力，我真的很開心。

B小姐（身高一百六十公分）實行「背部拉筋減肥法」的瘦身記錄：

開始前	體重82公斤、體脂肪43％、腰圍47吋
三個月後	體重72公斤、體脂肪38％、腰圍40吋
再一年後	體重59公斤、體脂肪28％、腰圍37吋

骨盆歪斜，即使吃不多，也很容易胖

骨盆是支撐人體的重要基地

接下來想探討最近極為熱門的「骨盆瘦身法」。骨盆是支撐骨骼的基地，人類為了可以直立行走，骨盆是非常重要的支點。人體骨盆呈現包覆的形狀，保護腸道、子宮等重要內臟器官。

乍看之下會覺得骨盆是由一根骨頭所構成，其實是由薦骨、髖

骨盆構造圖

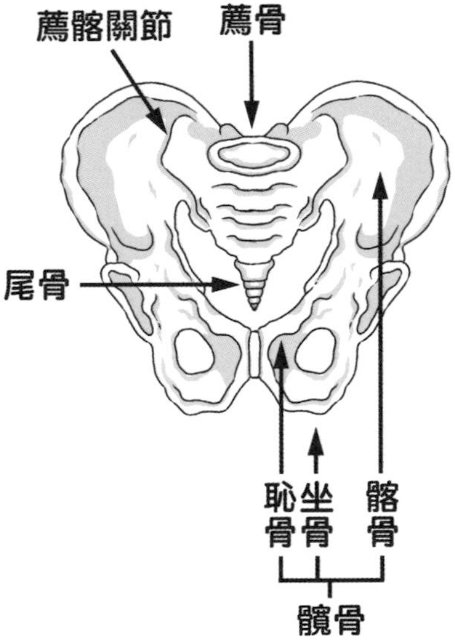

骨、尾骨等三個骨頭所形成。

薦骨位於骨盆中心，脊椎在薦骨上方。因此，薦骨就是支撐身體平衡的必需骨骼。髖骨是由髂骨、坐骨、恥骨等三根骨骼交互接合而成，與大腿骨相連。尾骨是位於薦骨最下方的骨骼，又名尾椎骨。尾骨周邊並沒有肌肉，所以撞到屁股時非常痛，而且疼痛會久久不散。

容易累的人，身材也一定胖胖的

骨盆並不是可以大幅度轉動的骨骼，但是它會慢慢轉動。就一天的流程來看，早上骨盆是閉合狀態，到了晚上就會漸漸張開。

早晨時分的骨盆閉合度達到最高峰，讓我們無法安於睡眠，因此保持清醒的狀態。接著到了晚上，骨盆張開，薦骨與尾骨下垂，連帶著眼皮也開始下垂，進入睡眠狀態。**當骨盆歪了，上半身肌肉會變得緊張收縮。於是，位於骨盆上方的脊椎失衡，全身骨骼都歪斜了。**當全身骨骼歪斜，肌肉會失衡，因此容易覺得累、時常面帶倦容。結果肌肉的消耗熱量能力降低，多餘脂肪就會屯積，接著身體就會陷入以下的惡性循環中：

❶骨盆一歪，身體就跟著歪→❷身體歪斜，導致新陳代謝功能降低→❸為了支撐歪斜的身體，會有多餘肌肉形成→❹多餘肌肉周邊會屯積多餘脂肪→❺因為新陳代謝變差，脂肪無法燃燒→❻造成「變胖」的結果！

骨盆歪斜造成胃下垂，因此難有飽腹感

相信大家都知道，矯正歪斜的骨盆，就可以達到「瘦身」功效。所謂「骨盆矯正」就是將因為骨盆歪斜而屯積的多餘脂肪削除，當然會變瘦。接著，我想提出不同的論點。**骨盆歪斜會導致胃下垂，就算吃了東西也很難有飽腹感。矯正骨盆後，胃回歸原位，原本就有的飽腹感浮現，食量當然會減少。**

市面上出版各種骨盆矯正操的書籍，但連身為醫生的我卻看不懂，完全無法照做，最後只好去整脊中心，請專業人員處理，真是花時間又花錢。所以我一直在思考，有沒有人人都會做、更簡單的骨盆矯正方法？

「背部拉筋減肥操」讓腰圍減掉5吋的驚人功效！

再厲害的瘦身運動，還是要適合自己才最有效！

前陣子金魚運動非常風行。所以，我想介紹給各位讀者。關於金魚運動方法，書上是這樣說明的。「將枕頭拿開，仰躺，腳尖並攏，腳跟儘量往前踢，伸展膝蓋及小腿後側。接著雙手置於頸椎第三節、第四節下方交握。然後模仿金魚游泳的動作，將身體左右水平震動。一回合約2分鐘，盡量做滿5分鐘」。首先說說我的感想，**光是看了這些說明內容，就覺得動作很難，根本不想做。**

關於效果方面，書上是如此描述。「可以促進血液循環。矯正歪斜的脊椎與骨盆。解決運動不足的問題。最大的優點是可以讓身體左右平衡對稱。身體會有不適感，大多因為脊椎、雙腿或腰部歪斜所致。脊椎歪了會壓迫神經，引發各種不適症狀。」對於以上描述，我略表贊同。**當血流循環變好後，可以預防腸閉塞、腸捻轉、盲腸等疾病，改善便秘或腹瀉，還有緩和腹痛的效果。**

金魚運動還能改善腰痛及肩膀酸痛。因為是有氧運動，當然有瘦身效果。不過，金魚運動似乎不是合適的個人運動，一個人根本做不來。因為這樣，前陣子金魚運動專用的運動器材相當熱賣。

腰痛、整脊失敗、皮膚發炎，肥胖讓我痛苦難耐

C先生（46歲・男性・白領族）在10年裡至少胖了有20公斤，可以說是標準的代謝症候群肥胖者。他到了代謝症候群門診接受健康檢查，最後被認定是百分百的「Metabo」（超重者）。這位C先生的減肥經驗史相當豐富，在此概略介紹。

「幾年前我因為嚴重腰痛，到整形外科接受檢查，醫生說我太胖了，讓膝蓋及腰部承受重大負荷，所以才會覺得腰痛難耐，勸我減肥。

當時實在太痛了，醫生開了止痛藥給我。可是，我一服藥就胃痛，最後醫生叫我停止服用止痛藥，只貼藥膏。但是，一點效果也沒有。

於是，我決定嘗試整脊。整脊師說我骨盆歪了，於是將我的股關節弄彎，再伸直，天啊！那可不是普通的痛！而且健保又不給付，看診費用很高，加上抽不出時間去整脊，只好中途放棄。

有一天看到金魚運動的器材販售，趕快就買了一台。試用以後，覺得震動過大很不舒服。整個人就像酒醉般暈眩。**我忍耐地進行了一星期，因為無趣，而且震動得很不舒服，最後也是放棄。更慘的是，因為雙腳會摩擦器材，最後摩擦到脫皮、發炎，甚至痛到無法走路。**如上所述，每個瘦身方法我大概只做10天，所以體重完全沒有減少。

儘管半信半疑，但我還是決定一試

就在我想放棄的時候，某位朋友告訴我他在佐藤醫生的診所接受減重指導，瘦了非常多。我聽了就決定找佐藤醫生，隔天就衝到診所。我早就聽說病患很多，但是也沒有先預約，所以從掛完號到看診，差不多等了兩個多小時。

我曾經好幾次在電視上看過醫生接受採訪，但是醫生本人比在電視上年輕，而且體格很棒。我朋友告訴我，看診時最好帶著最近的健康檢查報告。醫生一邊看著我兩個月前的健康檢查報告，又問了我的飲食生活內容、用餐時間，還問我有沒有便秘問題，並確認運動情況後，叫我躺在診察台上。

佐藤醫生仔細地觸診、聽診我的腹部，告訴我內臟下垂情況很嚴重，還有懼冷症毛病。最後指示我每天早午晚做『背部拉筋減肥操』，還吩咐我立刻實行，這樣就看診結束了。我耐心等候兩個小時，獲得的竟是如此簡潔平凡的結果？我心想，可能有最新的運動器材吧？結果並沒有任何運動器材。儘管半信半疑，還是乖乖遵照醫生指示運動吧！

皮帶往後縮了3個洞，腰圍整整減掉5吋

開始運動後，背部整個變溫熱，腰痛情況也舒緩了。甚至覺得困擾多年的腰痛問題消失了。一個月後超凸出的鮪魚肚也有了變化，皮帶的洞一直往內縮，

3個月後，皮帶洞往內縮了3個，我的腰圍整整瘦下5吋。而且膝蓋不再疼痛，一年後接受健康檢查，終於不用再掛上「超重者」的稱號了。

總之，**我覺得體態變輕盈了，體質也變成容易發汗的體質。我希望大家都能體驗『背部拉筋減肥操』改善體質的成效。更棒的是不花時間，也不用花到一毛錢，非常簡單。**對我這種沒耐心的窮上班族而言，可以彌補過去各種瘦身法缺點的背部拉筋減肥操是最棒的減肥方法」。

以下是C先生的資料，提供給想要瘦身的讀者們參考。從資料可以看出，C先生是標準的代謝症候群超重者。

【開始前】	
身高	168公分
體重	96公斤
體脂肪	34%
腰圍	110公分
空腹時血糖	146mg／dl
HbA1c	6.2%（正常值是4.8%～5.8%）
中性脂肪	469mg／dl
血壓	150／90mmHg

可是，當他做了3個月的背部拉筋操後，資料變化如下：

【三個月後】	
體重	84公斤（減掉12公斤）
體脂肪	28%（減下6%）
腰圍	98公分（減少12公分）

一年後體重是74公斤，體脂肪20%，腰圍88公分，完全恢復到以前的好身材。身體健康檢查資料也有了很大的改變。

【一年後】	
體重	74公斤（再減掉10公斤）
體脂肪	20%（再減少8%）
腰圍	88公分（再減少10公分）
血壓	120／60mmHg
空腹時血糖	92mg／dl
HbA1c	5.2%
中性脂肪	154mg／dl

C先生在沒有服用任何藥物的情況下，恢復健康的身體。厚生勞動省一直為龐大的醫療費用支出所苦，「背部拉筋減肥操」卻花不到半毛錢，這應該是厚生勞動省所夢寐以求的瘦身方法吧？ 因為沒有服藥就可以告別肥胖，當然不怕因為濫服藥物而生病了。

想減重，不必靠昂貴的瘦身器材

接下來的檢證項目是腹肌瘦身法，鍛練腹肌可以提高基礎代謝量，縮小腹的動作也有擊退代謝症候群的效果。在我尚未研發出「背部拉筋減肥操」前，對於沒時間運動的減重門診患者，我會建議他們一天做數十次的仰臥起坐及腹式呼吸。

可是，所有患者都無法持之以恆運動。**仰臥起坐看似簡單，然而沒有腹肌的人運動後馬上會覺得肌肉疼痛。中年以上的人做了則是頻喊腰痛或側腹疼痛，完全無法持續。**

● 擁有10分鐘600下仰臥起坐功效的EMS儀器

來看診的患者中有蠻多人購買了日本電視購物台經常介紹的「EMS儀

器」。

EMS是「Electrical Muscle Stimulation」的縮寫，直譯是「電子肌肉刺激技術」之意。通常當我們活動身體時，肌肉因為接收到來自腦部的指令（電子信號）而運動。做仰臥起坐時，腹肌接收到來自腦部的指令，肌肉則開始收縮。據說李小龍也使用EMS儀器強化肌肉。

EMS儀器屬於電子刺激肌肉運動類型，也被運用於減肥領域，稱呼這類儀器為「EMS瘦身器材」。可是，持續EMS運動真的可以達到減肥效果嗎？某廠商的EMS瘦身器材號稱「做10分鐘就有六百下仰臥起坐的運動效果」，並以此大為宣傳；不過，真的有效嗎？我想大家都很想知道答案。

失敗減肥法，不僅花錢還傷身

D先生（62歲・男性）是標準大肚腩身材，**每次打高爾夫球揮桿轉身時，動作非常僵硬而且難受。他立志要瘦肚子，所以購買了一套EMS瘦身器材。**

其實廠商販賣的器材只能釋放「低周波」電子波。如果只有低周波，只是肌肉表面在運動，而且電子刺激會讓腹部產生刺痛感。結果根本無效，加上方法繁複，最後的命運就跟其他瘦身商品一樣，被束之高閣，打入冷宮。

其實市面上也有販售業務專用的高精密高周波器材，然而要價不斐，一台售價高達數十萬日圓～數百萬日圓（約台幣三萬～三十萬不等）。只有美容整形中心或美容沙龍才會購買這類器材，而我們只好支付高額費用到這些地方接受服務。如果想見到減肥效果，必須花費相當的時間與金錢。

「背部拉筋減肥操」讓我肚子變小，可以輕鬆轉身了！

話題再回到D先生吧。D先生使用EMS瘦身器材運動大約一週後，覺得腹部有異樣，所以到我的診所看診。**看診後發現他的皮下組織變硬，呈現輕微的色素沉澱現象，按壓腹部會痛。這是低溫燙傷症狀。**

「白天使用時，振動感會讓我覺得不舒服，而且會影響日常活動，所以我都是睡前才使用為了讓肚子變小，我連睡覺時也會戴著EMS瘦身儀器。本來以為睡著了不會有任何感覺，可是在使用途中不曉得為什麼覺得肚子痛，原來是強制式的電子刺激力道太過強烈，真的蠻可怕的。後來我遵照醫生指示，不再使用EMS瘦身器材，認真地做背部拉筋操。

這次的減肥過程非常輕鬆。3個月腰圍瘦了快4吋，更驚人的是，以前別人叫我時，因為肚子太大，必須整個身體轉過來。**可是現在只要轉動脖子，就可以回應對方，能夠如此輕盈，我認為是肚子變小的緣故，很高興地與醫生分享喜悅時，醫生說因為支撐頸部的肌肉強化了，我才可以順暢地轉動脖子，當下才恍然大悟。**

D先生（身高一百七十二公分）實行「背部拉筋減肥法」的瘦身記錄：

開始前	體重118公斤、體脂肪36%、腰圍48吋
三個月後	體重104公斤、體脂肪30%、腰圍44吋
再一年後	體重98公斤、體脂肪26%、腰圍39吋

「騎馬機」真的能瘦身嗎？

接下來討論的瘦身器材是目前市面上很受歡迎的「騎馬機」。

騎馬是一項非常棒的全身運動，還能促進體脂肪燃燒，是對減重非常有益的有氧運動。騎馬40分鐘所消耗的卡路里與走路四千步不相上下。騎馬運動的動作讓背肌整個伸展，還有收縮腹肌的效果，確實可以纖瘦下半身。**可是，問題關鍵在於必須花費高價買運動器材，而且也佔空間。至少必須運動15分鐘才有效果，其實非常浪費時間。**

「背部拉筋減肥操」可以取代騎馬機的瘦身功效

E女士（75歲．女性）。由於過胖導致一走路就氣喘吁吁，甚至膝蓋疼痛到難以行走，她的孫子覺得奶奶必須減肥，送了她一台騎馬機。「才騎第一天，腰就閃到了。沒辦法，騎馬瘦身計畫只好畫下句點，而且騎馬機體積很大，非常佔空間，最後結果竟是買了一台永遠不會再用又礙眼的運動器材，如果沒擺在家裡，怕對孫子不好意思，所以不敢丟掉。我現在連走個路都很困難，更別提騎馬了。

我到整形外科治療腰痛，結果醫師建議我到佐藤醫生的減重門診接受檢查，佐藤醫生教我坐著也可以做的『背部拉筋減肥操』。結果讓我非常滿意，3個月腰圍減少了5公分，**更神奇的是不再感冒了。以前每逢天氣轉換時，我一定會感冒，而且感冒很久才好。醫生說因為我現在基礎代謝量增加，體溫也上升，免疫力變好了，所以不會感冒，真的讓我非常開心。**目前我的平均體溫確實上升了0.3度，手腳也不再冰冷。很高興認識佐藤醫生，一切也非常滿意。

E女士（身高一百六十二公分）實行「背部拉筋減肥法」的瘦身記錄：

開始前	體重91公斤、體脂肪47%、腰圍41吋
三個月後	體重88公斤、體脂肪43%、腰圍39吋
再一年後	體重77公斤、體脂肪39%、腰圍35吋

「倒立機」也能減肥？

我一直在研究有沒有不用花錢的簡單瘦身法。在我不斷嘗試、不斷受挫的過程，正覺得迷惘之時，我遇到了「倒立機」。

白天上班走路，會讓脊椎充滿壓力

倒立機的宣傳內容是這麼寫的。「人類因為能夠直立行走而更進化，但另一方面也必須面對腰酸背痛的問題，白天當我們站著、坐著的時候，脊椎正承受壓力而內縮，從椎間板有水分被擠壓釋出。所以在晚上量身高的話，會比早上矮了1.5公分左右。

長時間勞動、久站久坐的工作、運動不足、疲勞等，都是讓身體老化痠痛的原因，除了讓脊椎承受負荷，壓力也會導致肌肉變衰弱，所以腰背有毛病的人日

益增加。因為這樣，便發明了可以在家裡或辦公室運動的倒立機。

讓脊椎完全伸展，就能提高器官功能

也就是說，「倒立」是一種自然牽引療法。當頭朝下，讓身體倒立時，利用本身的體重讓脊椎完全伸展，消除肌肉緊張，同時也能提高心臟等循環器官的功能，當我們擁有柔軟年輕的身體，可以舒緩肩膀酸痛、緊張性頭痛等症狀，肌肉量與代謝量都會增加，動作也會變得敏捷，不怕中年肥胖問題找上門。」

文宣的最後提到解決中年肥胖的功效，讀完文宣，確實讓人充滿希望，可是，必須花大錢買器材，而且佔空間，其實倒立的原理與吊單槓相同，只是姿勢相反而已。

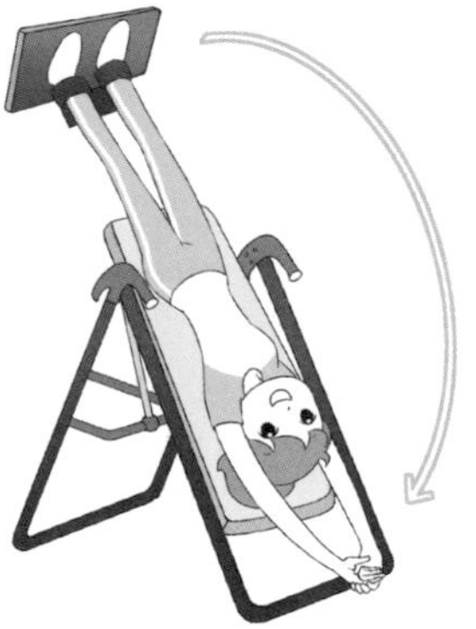

▲「背部拉筋減肥操」的靈感來自於「倒立機」。

「吊單槓」也能減肥、獲得健康嗎？

說到這裡，讓我想起在我國中時代相當盛行的運動器材「吊單槓機」。

吊單槓健康法發明者是已故的日本體育大學教授鹽谷宗雄先生。鹽谷教授從一九五〇年開始，走遍全國各地的農村及工廠，研究勞工健康、體力培養等的相關事物。

鹽谷教授一開始就發現，許多農民為腰痛所苦。當時第二次世界大戰剛結束，種田、割草、割稻等的農作作業都必須仰賴人工，沒有機器代勞，而且每項作業農夫都得彎腰工作。

「吊單槓」的原理與「背部伸展」相同

當時鹽谷教授告訴自己：「我想幫助他們不要再受腰痛之苦。」有一天他看見孩子們在玩鐵棍，瞬間靈感浮現。如果讓腰痛的人雙手抓鐵棍吊身體，這樣身體就能獲得支撐，也可以慢慢伸展身體。於是，就會有各種運動效果呈現，後來，鹽谷教授使用X光攝影吊單槓運動前後的身體狀況，發現吊單槓後，骨骼之間的間隔變大，脊椎也確實伸展。

鹽谷教授以「隨時隨地可做，只要發現可以吊單槓的地方，那就運動一下吧！」的宣導內容，到全國各地傳授「吊單槓健康法」，一九七五年於健康雜誌《壯快》正式發表。

一九七九年，透過電視購物頻道的宣傳，吊單槓機大熱賣。可是過了一年後，這股風潮急速冷卻，家裡的吊單槓機變成曬衣架，從此消聲匿跡。

「腳跟貼地」的動作，才能真正運動背部肌肉

乍看之下，大家會認為「背部拉筋操」與「吊單槓」是不同的運動。**因為當時大家在做吊單槓健康法時，幾乎都是將腳懸空。然而，那樣的作法其實是錯誤的。當腳跟緊貼地面時，才能輕鬆地伸展背部，這樣才是正確的運動方式。**

因此，「背部拉筋減肥操」的動作遠比吊單槓健康法正確。

其實，「NHK第一電台的收音機體操」也是從伸展背部開始，還教大家雙手上舉時，腳後跟必須緊貼地面。當腳跟緊貼地面，雙手上舉時，才能夠運動到背部肌肉，產生真正的體操效果。**因此，如果背部拉筋操的動作正確，就能讓背肌變強，還能強健骨骼，矯正錯誤的姿勢。**

脊椎結構圖

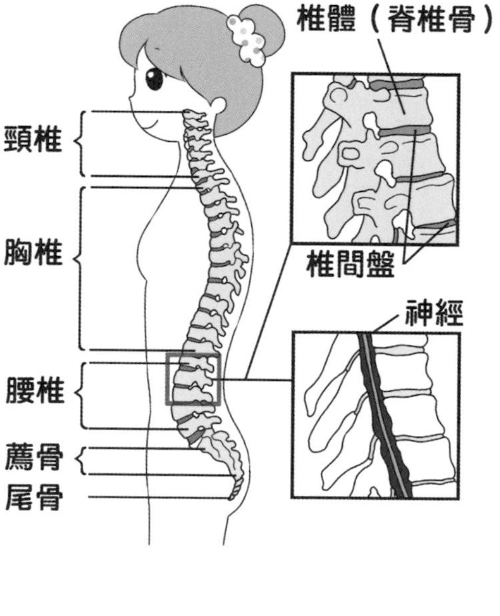

拉伸背部筋肉，自然就會大口呼吸，對減肥超有效！

此外，背部拉筋操還有緊實腹肌、矯正歪斜骨盆的功效。**當我們雙手高舉伸展背部時，胸廓整個打開，自然就會深呼吸，這一連串的動作可讓基礎代謝量增加，對於減重效果有莫大貢獻，根本不需要學習高難度的呼吸方法，**只要慢慢地動作，提醒自己大口呼吸，就可以達到瘦身效果。更棒的是，這樣的呼吸法人人都學會。

在你持續的同時，自然地就能掌握到呼吸要訣，歪斜的骨盆也會獲得矯正，不受時間與場地限制，隨時隨地可做，而且不需花半毛錢。

「背部拉筋減肥操」就是我夢寐以求的最佳瘦身方法。這項減肥法問世的瞬間，也就是我思索許久的問題答案出現的那一刻。後來，我向地方性的健康類雜誌投稿，首次發表關於「背部拉筋減肥操」的報導。

每天把「我要減肥」掛在嘴邊的人，一定要試一次

然而，也許對大部份人來說，都會認為瘦身就是要一天走路超過一萬步、一定要運動到汗水淋漓；或是有閱讀健康雜誌習慣的人，平常相當注意飲食，也會定期運動，可以說是標準的「瘦身優等生」。這些優等生對於「背部拉筋操」的瘦身功效，必然會產生質疑，甚至瞧不起它，不認為它是有效的瘦身運動。

我希望將這個方法推薦給想瘦，但是總覺得懶惰、沒有時間或因身體狀況不佳而無法運動的人，或是每天把「我要減肥」掛在嘴邊，到現在卻還是沒瘦下來的人。也就是實行減肥計畫時會出現瓶頸的族群，這樣的人最適合嘗試「背部拉筋減肥操」。

背部拉筋減肥操會瘦的秘密，就在「褐色脂肪細胞」

剛開始我對這個方法的效果也是大感驚訝，就跟眾多體驗者的感想一模一樣。將意識集中於肩胛骨和背肌，只是剛開始伸展背部30秒，就覺得肌肉疼痛。這就是肌肉缺乏運動的證據。

接下來，馬上感覺身體暖呼呼。**這是因為儲存在背部肌肉的「大量褐色脂肪細胞」被活化了，促使基礎代謝量提高，產生熱感。**

持續一個月後，我的體型有了改變。原本是「橫綱級」的大肚子變成「輕量關取級」（註1）。而且每天早上起床後，馬上就衝到廁所暢快。困擾多年的便秘問題不見了。我還長高1公分，一直以來我都有駝背的壞習慣，**現在脊椎可以挺得筆直，我也因此充滿自信，整個人看起來容光煥發，大家都說：「你看起來很有活力。」、「你好像變年輕了。」**

註1：橫綱與關取是指相撲選手的階級。「橫綱」是最高階，「關取」是第二高階。

每天3分鐘的「背部拉筋減肥操」，是永保青春年輕的秘訣

在我開始實行「背部拉筋減肥操」滿一年後，有一天收到了某間小餐館寄來的慶祝創業10週年的賀卡，自從我開始做背部拉筋操，已經很久沒造訪這間餐館，收到這份賀卡，勾起我想再度造訪的意願。

老闆娘一見到我，霹哩啪啦地說了許多讚美的話。

「醫生您怎麼瘦這麼多？肌膚看起來好光滑，氣色好好喔！整個人變得超年輕。你是不是有在吃什麼特別的補品啊？快教教我保持青春的祕訣。」

於是，「背部拉筋減肥操」就這樣誕生了。只要動一動背部，自然就能學會能瘦下來的呼吸法，同時也能矯正歪斜的骨盆，不需要花時間學習麻煩的技巧，也不用花錢購買運動器材。因為這是人類天生就會的自然動作。

PART

5

「背部拉筋減肥操」的飲食原則

牢記瘦身3口訣：早吃水果、午吃米飯、晚吃蔬菜魚肉

不想永無止盡的吃？擁有「飽腹感」很重要

雖然吃一樣的食物，有的人很容易發胖，有的人卻依然保持纖瘦身材，我想大家都應該有過這樣的經驗。可是，為何有的人易胖、有的人則不易發胖？關鍵原因是否就在我不斷提到的「基礎代謝」的差異呢？

燃燒肥油、分解脂肪，全靠敏捷的「交感神經」

關於這個問題，要提到美國布雷博士（Dr.Bley）所提倡的「MONALISA假設理論」。這個理論的「MONALISA」並不是名畫的主角蒙娜麗莎，而是名詞「Most Obesities Known Are Low In Sympathetic Activity」的縮寫「MONALISA」。直譯這句名詞，意思是「多數肥胖者的交感神經作用差」。

之前我已說明過，交感神經是自律神經之一，掌控心臟跳動、呼吸、體溫等功能。平常就算我們沒有刻意提醒，內臟或血管還是會持續活動，這一切都要歸功於自律神經。可是，為什麼交感神經作用差，人就會胖呢？因為交感神經負責調整體重和體脂肪量，交感神經確實作用時，基本上人不會胖得太離譜，人類本來就擁有不變胖的活動機制生理作用。

當我們進食了，位於腦內視床下部的飽腹中樞就會收到指令，覺得吃飽了。吃飽時，脂肪細胞中的瘦體素（Leptin）會刺激交感神經，這個刺激信號會送達飽腹中樞，讓我們覺得「肚子好飽」。以上屬於交感神經的作用之一，首先會讓我們有飽腹感。

交感神經變差時，「發胖的白色脂肪」就不易燃燒

當飽腹中樞接收到信號，飽腹中樞會將這個信號發送至脂肪細胞。並且下達「分解脂肪」、「燃燒脂肪」的指令，脂肪細胞開始活動，準備消耗多餘脂肪。這個時候，交感神經扮演了傳送信號的電線角色。為了抑制食慾、消耗脂

肪，交感神經一直在幕後默默行動。

可是，**如果交感神經作用變差，無法產生飽腹感，攝食中樞將失去控制，白色脂肪細胞的體脂肪分解能力就會變差，褐色脂肪細胞的產熱功能下降，當然就變胖了。**因此，若想杜絕肥胖、減肥的話，一定要強化交感神經的活動功能。「背部拉筋操」就是最佳對策。如前所述，能調整自律神經功能，簡直就是打倒「MONALISA」的最佳刺客。

細嚼慢嚥時會分泌「瘦體素」，越吃食慾越低

瘦體素是於一九九四年發現的多肽類荷爾蒙（Peptide Hormone），分泌來源是脂肪細胞。當我們覺得吃飽了，瘦體素會刺激腦內視床下部的飽腹中樞，叫我們別再吃東西。所以吃飯要「細嚼慢嚥」是有原因的。

因為吃飯速度太快，在瘦體素傳送飽腹信號前，就會吃下許多食物。**瘦體素還有「控制脂肪儲存量」的功能，當體脂肪變多，脂肪細胞會分泌瘦體素，降低食慾。也就是說，這項功能等於具備了「減少脂肪」的效用。**

照著自己的生理時鐘進食，瘦身最有效

伸展背部時，會刺激「頸項神經節」的神經區塊，促使交感神經活動正常化。不是活化交感神經，而是讓交感神經正常化，進而抑制食慾，當然就能發揮減重效果，維持理想身材。

那麼，解決了「MONALISA」問題後，在瘦身期間，飲食方面須注意哪些事項呢？首先建議你忠於自己的生理時鐘來進食。

熟記瘦身3口訣：早排泄、午攝取、晚吸收

與消化吸收等飲食有關的生理時鐘大致可區分為以下三個時間帶：

❶【排泄淨化帶】—早上凌晨4點∫正午12點。

❷【攝取食物帶】—中午12點∫晚上8點。

❸【吸收休息帶】─晚上8點～凌晨4點。

早上是排泄的最佳時間。進行消化吸收作用時，其實需要充足的能量。所以在排泄時間帶時，身體、內臟器官及細胞非常疲累。可是，**一大早就大量進食會防礙昨日老舊廢物的排泄，結果造成不需要的廢物無法排泄乾淨，而殘留體內。最後引發水腫或懼冷症，陷入基礎代謝量下降的惡性循環裡。**

●不吃早餐，更容易胖

然而，如果不吃早餐的話，腦細胞無法獲得足夠能量，導致肌肉分解，基礎代謝量下降，反而更容易變胖。因此，背部拉筋減肥操的飲食重點是「早餐以水果為主」。

上午可以多吃新鮮水果，水果的食物纖維與水分可以預防便秘。

中午以前是生理時鐘的排泄時間帶，水果等於是固體的酵素塊，不需要動用內臟器官消化的食物。我想應該沒有人會討厭吃水果吧？幾乎每個人都愛吃水果。

人類愛吃水果乃是天經地義的事。因為我們的祖先就是以水果為食的果食主義者（Fruitarian）。從人體結構、功能來看，人類不僅可以完全接受水果，水果還能賜給人們優秀的淨化力、自癒力和機能維持力。

早上吃水果，淨化瘦身不易胖

水果不同於砂糖或澱粉質食物，它本身就擁有消化酵素成分，遇熱就會完全消化。水果進入人體的同時會轉化為葡萄糖形態，不需要在胃內進行消化，停留胃部的時間只有30分鐘。

水果是讓人類維持最佳健康狀態的必需品，它的保健功能比其他食物還要完善。水果富含具淨化功能的水分，將身體裡的有毒廢物全數排泄殆盡，而且不需要動用到消化能量，對人類而言真是完美食物。人體內有一個「早排泄、午攝取、晚吸收」的循環體制。只要讓這個循環體制順暢運作，就能擁有健康及不易發胖的體質。

也就是說，**吃進去的食物會轉換為能量，將廢物排出。人會胖就是因為吃進**

去的食物沒有轉化為能量，無法排泄乾淨而屯積體內，於是就變胖了。想要每天正常排除廢物，讓體內的頑固脂肪通通消除，每天定量攝取富含酵素的水果，真是完美的淨化方案。

早上吃水果、喝蔬果汁，一樣精神百倍

早上不需要吃太多東西，攝取水果和一些輕食就夠了。另外，不要刻意只吃香蕉或是只吃某一種水果，各種水果都要均衡攝取。以我的例子來說，我會在夏天喝蔬果汁，冬天吃蔬果做成的果凍或是水果沙拉，而且都是在常溫狀態食用，不會吃冰冷食物。**早上忙到沒時間吃早餐，或是怕麻煩的人，吃這些東西就夠了，認為只吃水果會沒力氣，根本是錯誤的觀念。**

各位知道靈長類動物中力氣最大的大猩猩以何為食嗎？大猩猩力氣大，卻只以水果和蔬菜為食，大猩猩並不是因為吃了鰻魚或牛排才如此強壯，當你在午餐前覺得肚子餓時，請想想「大猩猩是蔬果主義者」這件事，就不會想吃東西了。

澱粉和蛋白質一起吃，容易導致肥胖

午餐必須以碳水化合物（醣類）為主，若以碳水化合物和蛋白質為主食混合攝取，無法順利消化，也是導致肥胖的原因。為何混著吃容易變胖？**關鍵在於兩種食物所需的消化酵素種類不同。碳水化合物的消化酵素是澱粉酶（Amylase），屬於鹼性；分解脂肪的脂肪酶（Lipase）屬於酸性。如果同時攝取碳水化合物食物與蛋白質食物，這兩種酵素會中和，阻礙消化運作。**

午餐吃糙米、全麥類為佳，盡量不與肉類並食

午餐以碳水化合物為主食，吃糙米、全麥麵包、蕎麥麵、烏龍麵或拉麵都很不錯，但是盡量不要與蛋白質食物並食。若將人體比喻為車子，碳水化合物就是汽油，乃是車子的能量來源，也是身體不可欠缺的營養素，**碳水化合物的**

特徵是攝取過量的話，多餘的碳水化合物會轉化為脂肪而屯積在體內。

進食八分飽，就不用擔心復胖的問題

根據研究顯示，名為「BMAL1」的蛋白質是導致脂肪屯積體內的始作俑者。**BMAL1蛋白質的分泌高峰期是晚上10點至凌晨2點，因此相同的食物，如果在晚上吃的話，會比白天吃更容易發胖**，也就是說，晚上10點以後吃宵夜會很容易變胖，原因就在於此。

一天裡的脂肪量屯積比例會因時間帶而有所不同，高峰期是晚上10點至凌晨2點的四個小時，最低點是下午3點，兩者的比例差高達20倍。因此，碳水化合物應該在脂肪量屯積比例較低的「午餐時間帶」攝取。**根據減重原則，切記不要「暴飲暴食」及「進食八分飽」兩個重點就對了。**

BMAL1是存在於細胞內的蛋白質，大量存於脂肪組織裡。BMAL1蛋白質具有控制生理時鐘正常運作的功能，二〇〇三年，以日本大學醫學系棒葉繁紀講師為首的研究團體發表了以下的報告：「當細胞內BMAL1增加時，脂肪量也會增多，兩者是呈正比關係」。

「好的蛋白質」是掌握胖瘦體質的重要關鍵

下午3點左右，體內BMAL1的數量最少；晚上10點至凌晨2點的時間帶，BMAL1數量最多。**分泌量高峰帶與分泌量最少的下午2點左右，兩者的數量差異高達20倍。所以才說「下午3點吃點心不會胖，晚餐不要太晚吃，能確實預防肥胖及脂肪的屯積」。**

此外，還得到一項印證，白天時候BMAL1分泌量極少，但是肥胖者在白天時候的BMAL1分泌量還是一直維持在高點。換言之，人只要開始不知節制，尤其是在晚上10點後還進食，就會開始發胖，愈胖就愈容易屯積脂肪，體質也會轉換為易胖體質。

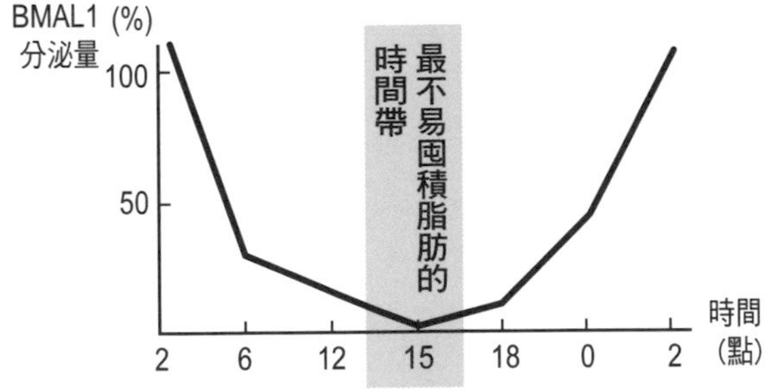

睡眠會分泌生長激素，「能熟睡的人」反而容易變瘦

晚上是吸收時間，飲食請以蛋白質食物為主。可以吃肉、魚或大豆食品。另外，會轉換為體脂肪屯積的「碳水化合物」食物及「脂肪類」食物請盡量避免。蛋白質食物搭配大量蔬菜食用，也會有飽腹感。攝取大量蔬菜可以排出多餘的蛋白質，所以才會提倡晚餐是以蛋白質食物為主食。

「晚上」是減肥的黃金時段

睡覺時，體內會分泌具備提升基礎代謝量功能的生長激素。這時候，蛋白質會分解為胺基酸，成為生長激素的製造原料。攝取蔬菜可以補充維生素、礦物質及食物纖維。建議先吃蔬菜，填飽肚子後，再吃蛋白質食物。**擁有良好的睡眠品質可以促進生長激素分泌，俗話才會說「睡覺的孩子會長大」或「一眠大**

一寸」。不過，這是指20歲以下的孩子，若是年滿20歲的大人，熟睡反而可以讓人變瘦。

晚上8點至凌晨4點是人體「吸收休息」的時間。這個時候建議不要進食。因為要讓腸胃休息、避免過勞運作，這是所有減重方法的必要條件。日本人很喜歡在聚餐後吃一碗拉麵，為聚會結束做一個完美Ending。事實上，這根本是讓自己走入肥胖大門的自殺行為。

進食時喝水，反而會降低基礎代謝量

有的肥胖者為了淨化血液，採用大量飲水的方法，其實我並不贊同。所謂的「水中毒」就是因為攝取大量水分，導致身體受寒，基礎代謝量降低。要喝水最好在飯前，盡量不要在進食時或飯後喝水。

當胃空無一物時喝水，可以淨化體內；**不過，水分不適合與食物一起攝取，因為這樣會稀釋消化液，造成消化不良，如果想在用餐時喝水，最多只能喝一小杯。**除了以上的原則，在這個時間還要禁止吃零食或點心，如果餓到無法忍受時，就喝點蔬菜湯或吃寒天果凍等低卡食物裹腹即可。

我的減重門診有聘請營養師為患者設計飲食菜單，指導患者的飲食生活。營養師看了每位患者的飲食日記後，發現每個人的用餐時間、三餐內容差異甚大。

「不吃早餐的人」、「認為吃飯不會胖」、「不吃菜而拼命扒飯」以及「晚餐只喝酒配小菜」的人都是很難減重成功的人。

總之，「背部拉筋減肥操」的效果卓越。不過，若未遵守最低限度的飲食規則，效果恐會減半。

可以天天吃的三大防癌食物：
蒜頭、高麗菜、大豆

在此稍微離題一下，不知大家有沒有聽過「計劃性食品」（Designer Food）這個名詞。在美國，因癌症死亡的人數有大幅增加的趨勢，對於「飲食與致癌的關聯性」研究比日本還要先進與提前，早就知道相較於高熱量、高脂肪的飲食型態，以蔬菜或穀類為主的飲食型態擁有高度的防癌效果。於是在一九九〇年，以美國國立癌症研究所為首，發表了「計劃性食品」的實踐計畫，使用金字塔圖表標示大約40種類、具有高防癌效果的植物性食品。

蒜頭能降低膽固醇、預防動脈硬化

圖表的名稱叫「防癌食物金字塔」，排列在愈頂端的食物，防癌效果愈強。排列在金字塔最頂端的食物竟然是毫不起眼的「蒜頭」。提到蒜頭，會讓人聯想到調味不可或缺的食材，但是你知道嗎？蒜頭對健康卻有很大的幫助，蒜頭富含維他命A、B、C、B6、錳及礦物質，含有多種硫化物，此外蒜頭所散發的強烈氣味成分叫做蒜素（Allicin），是蒜頭味道嗆鼻的主要來源。另外，**蒜頭具有降低膽固醇、預防動脈硬化、能增加血液循環，改善感冒症狀或懼冷症的功效，經研究證實，蒜頭所含的各種成分都有防癌或抗癌效果。**

「高麗菜」是窮人的醫生，具凝血、健骨功能

高麗菜是排名第二的防癌食物。如果是高麗菜，每天吃沒問題。高麗菜與青花椰菜、白花椰菜一樣，屬於十字花科蔬菜。在古代歐洲流傳著這句俗諺：「高麗菜是窮人的醫生」。在日本有一種藥物的名稱與高麗菜的英文名「Cabbage」極為相似，這款藥物名稱為「Cabagin」，是一項胃藥，其實「Cabagin」是指高麗菜所含的一項成分——維生素U，維生素U會抑制胃酸分泌，活化胃內部黏膜的新陳代謝功能，預防胃潰瘍。

高麗菜還富含維生素K成分，具有凝血、健骨功效。高麗菜的防癌效果是指其所含的「異硫氰酸酯」（Isothiocyanate）成分。**目前科學已經證實，異硫氰酸酯能抑制致癌物質的活性，阻止受損細胞癌化，異硫氰酸酯成分就是高麗菜甜香味的來源，屬於「硫黃化合物」的一種。**蒜頭所含的蒜素也是硫黃化合物。

● 大豆能清除附在血管的脂肪，預防肥胖產生

防癌效果排名第三的食物是

防癌食物金字塔

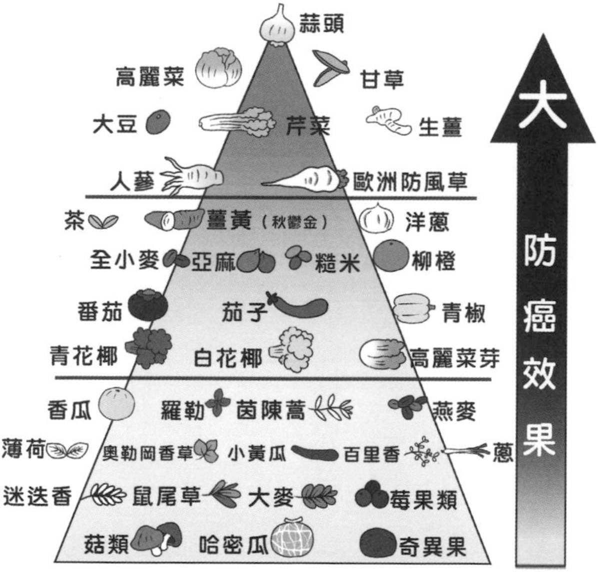

「大豆」。大豆對於乳癌、男性前列腺癌的防癌效果特佳，也有預防腸胃等消化器官癌症的效果。大豆所含的異黃酮成分與女性荷爾蒙雌激素的結構極為相似，因此也被稱為「植物性雌激素」。

女性荷爾蒙分泌量少的時候，大豆異黃酮成分能強化分泌功能。反之當女性荷爾蒙分泌過剩時，大豆異黃酮成分會與女性荷爾蒙受容體結合，抑制其功能。因此，大豆異黃酮成分才能對於易受荷爾蒙影響的乳癌或前列腺癌產生預防作用。

大豆皂苷成分具有將有害物質排泄至體外的功能，專家認為有預防消化器官方面癌症的效果。皂苷成分能清除附著在血管的脂肪，降低血中膽固醇濃度，還有預防肥胖、動脈硬化的效果。大豆與高麗菜可以天天吃，不僅有益瘦身，還有優秀的防癌效果。

晚下班，晚用餐，非常不健康

每週兩天的肝臟休息日

我是個愛酒人，不過，我會每週讓肝臟「休息兩天」。天天喝酒會導致體內積滿活性氧（自由基），這是導致疲倦和疾病的原因。我希望大家留意一件事，**酒其實是「食慾促進劑」。當你悠閒茗酒時，一定會覺得肚子餓，然後不斷從冰箱裡搬食物吃，如此一來，早上與中午的努力將白費一場。**

還有，晚餐請務必在晚上8點前攝取。然而很遺憾地，最近有多數人都是過著這樣糟糕的生活：「工作到很晚，回到家立刻先來一瓶啤酒，喝了酒有食慾了，於是各式飯麵、鹽酥雞、零食通通來者不拒，吃完飯馬上洗澡、然後睡覺。」如此的生活習慣會影響身體的機能運作，尤其是吃飽飯後馬上睡覺，更容易引起消化器官的問題，如果你有這樣的壞習慣，**建議你在下午3點至4點食用市售的均衡營養食品，來控制晚上的食慾，就不會出現攝食過多的問題。**

吃糙米好處多，能改善便秘，對減肥大有幫助

另一方面，愛吃飯的人最好將白米飯換成糙米飯。糙米除了有蛋白質、醣質等成分還富含維生素、礦物質等微量成分，尤其是它的胚芽部分，富含維生素B1、B2、B6、泛酸、葉酸等的維生素B群成分，維生素B群的代謝作用可以代謝醣質、脂質，對減肥非常有益。

糙米的食物纖維能減緩身體對於糖質和脂質的吸收速度，可以改善減重及美膚頭號敵人的「便秘」問題。而且糙米飯比白飯更有咀嚼感，細嚼慢嚥就會有飽腹感。如此一來飯量自然會減少。

只要將這些方法實際應用在生活當中，你會覺得非常簡單，而且身體會愈來愈健康。證據勝於理論，請務必將這些飲食法與「背部拉筋減肥操」結合實踐，你一定能實際體會到身體的改變。

PART

6

「背部拉筋」是最有效的健康瘦身法

治好暈眩、頭痛、憂鬱症，不用吃藥打針

肥胖引起的頭痛、暈眩、全身無力，靠「背部拉筋操」就能解決

我是一名內科開業醫生，每天為病痛來看診的病患人數超過一百人，**最常聽到的症狀不外乎肩腰疼痛、頭痛、頭悶沉重、暈眩、手腳發麻、全身無力等，訴苦的患者看起來相當痛苦**，但是憑現代醫療的能力卻始終無法找出這些不適症狀的原因。

即使進行血液檢查或使用最先進的CT攝影檢查、MRI攝影檢查，都無法從每位患者身上發現明顯的異常現象。這時候只能採取對症療法，因為不曉得原因，就開立止痛藥或舒緩暈眩等症狀的緩和藥物。這是F女士（60歲女性）的故事。大約一年前的某天清晨，她在起床站立的瞬間感到一陣天旋地轉，突然很想吐，她無法張開眼睛，當場倒地，剛好她的先生在身旁，於是趕緊叫救護車送至醫院急診。

血液混濁、惱人暈眩都是「過度肥胖」的原因作祟

抵達醫院後，F女士已經清醒，但是暈眩情況非常嚴重，無法張開眼睛；不過，測量血壓和脈搏並無異常，醫生先為她注射止暈眩的點滴，同時做了血液檢查。可是，檢查結果全部正常。最後醫生的診斷結果是開立止暈眩藥物，要求F女士定期服用。可是，後來F女士的暈眩症狀並未獲得改善。她去了各家醫院接受檢查，結果都是找不出任何異狀。

檢查結果無異狀，但一直為暈眩所苦，F女士心想該不會是肥胖原因作祟？所以到我的診所看診。F女士身高一五八公分、體重82公斤、體脂肪46％，的確過胖。「**我聽說過胖會導致血液混濁，因為大腦的血液循環不佳而引發暈眩，難道真的是這麼一回事嗎？**」F女士這麼問。

因為過胖沒自信，所以走路老是低著頭

血液清濁度的檢查要申請健保費的話，門檻很多，一般的醫院不會做這項

檢查，F女士很擔心自己可能血液太濃濁，才會有這些症狀，因為通常肥胖者總是會讓人覺得有血液黏稠的情況。

F女士因為過胖導致駝背，我建議她：「妳要練習抬頭挺胸，讓姿勢正確，駝背不僅看起來很沒自信，也很沒精神」。聽到我這麼說，她告訴我因為自己太胖了，羞於見人，所以走路老是低著頭。我對她說明背部拉筋的重要性，希望她理解，並且從今天起開始實踐。

做了「背部拉筋操」之後，終於不再暈眩了

一開始我要求她在我面前做背部拉筋操，但總是無法維持30秒，做不到20秒就會難過到把手放下來。雖然如此，F女士還是聽話持續進行，一個月後暈眩症狀消失，一年後體重減至62公斤，體脂肪降至28％，簡直判若兩人。現在F女士走起路來充滿自信，上半身相當挺直，再也沒有駝背了，整個人呈現的姿態正確又美麗。「最高興的是我變健康了。」**她的表情洋溢著無限喜悅，彷彿在說：「終於擺脫暈眩的痛苦了！」我也非常替她開心。**

●「不定愁訴症候群」的人數激增

除了暈眩症狀，當患者覺得自己有「頭重」、「焦慮不安」、「總是很累」、「經常失眠」等不適症狀，做了檢查卻查不出原因，這些症狀統稱為「不定愁訴症候群」（不知道自己到底是那裡出問題，但是就是感覺身體不舒服）。雖然患者的不適症狀感強烈，但這樣的不適感偏主觀，而且會出現各種感覺，就算做了檢查，也找不出客觀原因。這就是「不定愁訴症」的特徵。

因為原因不明，加上症狀不定，治療上相當棘手，有時候醫生會單方認為問題出在精神因素，於是開立鎮靜劑或抗憂鬱藥物，結果許多人因為藥物的副作用讓症狀更加惡化。其實在現今的醫療現場，這樣的案例俯拾皆是，最近有這些困擾的人，人數有激增的趨勢。**持之以恆做「背部拉筋減肥操」的人，所謂的「無原因不適症狀」都慢慢獲得了改善，由此更加證明這項運動能夠提升自癒力，改善不定愁訴症狀。**

改善頭痛與代謝症候群

G先生年紀五十多歲，職業是系統工程師。大約五年前開始天天為頭痛、嘔吐感、肩膀酸痛等問題所苦，他到過附近的腦外科接受檢查，還去地方的大學醫院、東京的知名大學醫院接受檢查，可是檢查結果都顯示腦部無異常，醫生認為是肩膀酸痛引發肌肉緊張性頭痛。**每間醫院開立的藥方都一樣，都是消除肌肉緊張的肌肉鬆弛劑和頭痛時才服用的止痛藥**，G先生一服用肌肉鬆弛劑就會想睡覺，因此白天也不能服用。頭痛的止痛藥完全無效，只是引發胃痛而已，據說最後醫生告訴他：「你這是職業病，換工作是唯一的方法。」

運動不足、壓力讓身體往橫向發展

可能因為G先生整天俯首電腦前，因此他的姿勢不良問題相當嚴重，而且也有嚴重駝背，他總是靠吃東西抒解壓力，加上運動量不足，身體往橫向發展，肚子浮肉也愈來愈多，某天他向老朋友訴苦：「現在景氣這麼差，而且我已經年過半百了，如果辭掉工作，還能順利找到新工作嗎？」

結果這位老友建議他做「背部拉筋操」，當G先生開始做之後，隔天他就寫了電子郵件給我。「我感覺身體暖呼呼，肩膀也不再酸痛了，整個人變得好輕鬆！」一週後他是這麼寫的：「我真不敢相信！頭痛症狀改善了，連我最害怕的嘔吐感也不再出現了！」再一個月後只傳來一句話：「痊癒了！」。一年後的現在，他不再駝背，姿勢非常挺拔。G先生還得到另一項附加禮物，大肚腩不見了。最近G先生忙著與身邊人分享自己的經驗，幫我宣傳「背部拉筋減肥操」的好處。

運動斜方肌，改善上班族最苦惱的肩痛問題

人一旦出現駝背的體態，就會覺得外表不美觀，並且帶給他人不好的第一印象。以專家角度來解析，因為頸部至薦骨的脊椎兩側的豎脊肌的肌力衰退，

身體無法長時間維持挺直的姿勢，所以就會彎腰駝背。然而，背部拉筋的動作不只鍛練了豎脊肌，也能訓練斜方肌，斜方肌是連結脊椎與上半身的肌肉，呈現扁平三角形狀，**上班族久坐辦公，會感覺肩膀很沉重，甚至肩頸僵硬，代表你的斜方肌群過度緊繃，已經開始抗議，呈現疲憊狀態了。**

肌肉衰退，也會讓臉上皺紋愈來愈多

一旦斜方肌與豎脊肌功能恢復，就能改善駝背姿勢，脊椎也能挺直。研究報告指出，斜方肌肌力衰退的話，表情肌也會變衰弱，導致顏面的皮膚下垂，皺紋出現。**如果斜方肌肌力恢復，就能重返青春容貌，現在的G先生看起來比以前年輕多了，每天都活力十足，揮別過去充滿陰霾的形象，整個人充滿喜悅與自信。**

背部拉筋操也能改善「憂鬱症」

再介紹另一個案例。這個案例的主角是Y小姐，30歲未婚，從事行政人員。**Y小姐本來就是容易緊張的人，經常覺得壓力大，而且食量大，屬於肥胖體質。有一天因為跟男朋友吵架，心情不佳，進而失眠、想吐，全身無力，**由於症狀相當強烈，Y小姐到精神心理科接受檢查，檢查完畢，醫生說她患了憂鬱症。接著醫生開立抗憂鬱藥物，但是Y小姐一服用就很想吐，這個副作用讓她更難受。後來醫生採取對症療法，加開止吐藥，但是仍然無效。

另一方面，Y小姐的症狀日益惡化，主治醫師卻認為是藥性太弱，開立了藥性更強的處方，結果因為藥性作用力過強，害得Y小姐的身體狀況更加糟糕，最後甚至向公司請假休息，連日常生活都出現問題，由於失眠一直未獲改善，服用的安眠藥藥性也愈來愈強。

「只想停用所有的藥物」，是唯一的心願

就在狀況最慘的時候，Y小姐的朋友介紹她來我的診所做檢查。Y小姐見到我，第一句話就說：「我好想停止服用所有的藥。」說完崩潰大哭。當下我就回了她這句話：「那就別再吃藥了！」最近我發現到一種現象，**醫師和患者都太依賴抗憂鬱藥物或鎮靜劑。甚至有未成年的人同時服用好幾種藥物。**

吃藥之前，請先嘗試一次「背部拉筋操」

我常常在思考這個問題，採取藥物療法之前，是否先嘗試以運動及呼吸法，以不吃藥的方式，讓失調的自律神經恢復正常，才是比較妥當的措施呢？

話題再回到Y小姐身上吧。她說沒服用安眠藥會感到不安，希望可以繼續服用，我也如她所願，開立了安眠藥。此外，我也請她搭配背部拉筋操。開始做的隔天，她覺得身體狀況似乎好多了。一週後她發覺四肢水腫和臉浮腫現象消失了。兩週後她來複診，很高興地告訴我：「**現在即使沒有吃安眠藥，也可**

以睡得很好。」一個月後，她跟男朋友分手了，我很擔心她的精神狀況，結果她說：「我現在身體狀況非常好。雖然想再去找醫生看診，但是我又沒生病，應該不可以再掛號看病吧？」想不到她的精神這麼好，還會跟我開玩笑，看來我的擔心是多餘的。

每天做一點點背部伸展，脂肪每天都會消失一點

三個月後，她的肌膚變得柔嫩有光澤，還說：「朋友都稱讚我變漂亮了。」到目前為止，依舊定期向我的減重門診報到，身體多餘的脂肪當然也順利地消失當中。

人一旦精神沮喪，失去自信時，姿勢儀態也會跟著變差，於是，不良姿勢就壓迫著脊髓內部的自律神經，出現明顯的自律神經失調症狀。姿勢不良會引發各種惡性循環現象，但是背部拉筋操卻可以矯正不良姿勢，關於不定愁訴症的治療方法，替代療法相當熱門，「背部拉筋減肥操」可以說是其中的王牌療法。

何謂「替代醫療」？

繼對症療法、漢方療法之後，「替代療法」將成為下一個明星療法。**替代療法意為「取代一般醫療方式所採用的治癒方法」**；說得更簡單一點，就是指保險不給付的醫療方法吧？在此我將替代醫療大致區分為四個種類。

❶ 傳統醫學

傳統中國醫學、氣功、阿喻吠陀（Ayuraveda／印度醫學）等，都屬於傳統醫學。每一種傳統醫學都擁有超過數百年的歷史，而且在其祖國一直有許多傳統醫師持續研究、繼承衣缽，具備歷史性和傳統性，早已建立了深度與廣度兼具的體系制度，長久以來在維持各國的國民健康方面寫下卓越佳績。進入近代後，在被「西方醫學」超越之前，傳統醫學一直穩坐主流地位。

❷民間療法

「民間療法」並不是遍及整個國家的療法，是指小團體所擁有的醫療方法。有些民間療法歷史悠久，有的是最近才登場的產物，如源自美國的整骨療法（Osteopathy）也是屬於民間療法。

❸營養療法

「營養療法」是飲食療法的衍生，效果可期。有些營養療法是以特定食物或飲食方法進行治療，有些是使用食物成分治療，如果使用食物成分，即使是攝取完全相同成分的錠劑，只要申請健保給付，就會被定位於一般醫療。

❹最先端治療法

「最先端治療法」是西醫醫師所研發的方法，儘管有一小部分已被臨床應用，但是多數醫師仍然不認同這樣的治療方法為標準治療方法。此外，未將最先端治療方法列入健保給付項目，真的是正確的做法嗎？

「太極拳」的健康效果

根據最近的研究結果，練習氣功半年以上的話，生理與精神狀況都可以同時獲得改善。在醫院裡，患者因為開始練氣功，整個人心態完全改變，能以樂觀積極的態度看待自己的疾病，進而讓病痛減緩，強化本身的自癒能力。

擁有「強化自癒力」功能的太極拳

氣功是強調呼吸法的保健方法。而現在漸漸竄紅的「太極拳」則是以氣功為基礎，透過各種緩慢流暢的動作強健身體的健康體操。在福島縣喜多方市，政府機關發表「太極拳城」的宣言，每天早上以社區居民為單位練習；在市公所內，每逢午休時間市長也會帶頭練習，對於推廣太極拳真可說是不遺餘力。

我認為太極拳是本書所提的腹式呼吸法和慢肌訓練的終級進化版。**太極拳的**

保健效果因人而異，但是已有報告指出，太極拳可以改善肩膀酸痛、畏冷症等問題，讓頑固的痘痘消失，還有瘦身效果。

「緩慢呼吸」能調整失調的自律神經

更令人訝異的是，太極拳也有治療憂鬱症的效果，因為太極拳的緩慢呼吸可體調整失調的自律神經。其實，這個效果跟背部拉筋操的效果是一致的。在所有替代療法中，太極拳動作特別簡單，老年人也能做，所以最近世界衛生組織（WHO）認定太極拳是可以提高心肺功能的體操法，而且大力推廣。不過，太極拳有個大家公認的缺點，那就是動作太複雜，不好記住。

因此，**我還是建議大家做「背部拉筋操」。我在本書已一再提過，這個方法不只可以減肥，還可以解決肩膀酸痛、腰痛、便秘等各種問題，發揮保健效果，**太極拳也具有減肥效果，說不定背部拉筋操就是太極拳的衍生動作呢！經過我多方研究與分析的結果，得到了這樣的假設理論。總而言之，太極拳並不適合生活忙碌的人。

餐餐八分飽，可以延長你的壽命！

大家都知道，日本是排名世界第一的長壽國。日本男性的平均壽命是78歲，女性是84歲。就理論而言，**人類壽命約是120歲。換句話說，人類本來是可以健康長壽活到120歲，但可能因為各種生活、飲食方面的缺失，使得人類折損了將近40年的壽命。**那麼，該如何做才能夠健康長壽活到120歲呢？首先，你必須清楚敵人是誰。

高居日本人死因首位的癌症之死因比率約為30％，排名第二的心肌梗塞等的心臟疾病之死因比率約為17％，第三名腦梗塞等的腦部疾患之死因比率約為13％。若將第二名與第三名的比率數字相加，剛好相等於癌症的30％。這兩種疾病的導因在於動脈硬化，負責輸送養分至心臟的冠狀動脈硬化阻塞，就是心肌梗塞；腦血管阻塞就是腦梗塞。

死因第四名肺炎的死因比率約是7%。因罹患癌症導致免疫力變差，或因抗憂鬱藥物副作用導致免疫力降低，抑或因心肌梗塞、腦梗塞等後遺症而必須臥床，導致進食能力變差而常常誤嚥的人，常會受到肺炎的侵襲。因此整體來看，癌症或動脈硬化嚴重威脅著我們的生命。

健康長壽三要訣

我在演講時，常對聽眾說：「想健康長壽，只要做到飲食八分飽、腹部不受寒、笑口常開這三要訣就夠了」。**首先是第一要訣「八分飽」。有句俗諺說：「餐餐八分飽不用看醫生；吃到十二分飽，醫生再多也不夠」。進食吃到八分飽比七分飽更容易做到，因此一開始請以八分飽為目標。**

大部份的人肚子一餓，就會永無節制的一直吃，一定要吃到肚子撐爆才肯休戰，等到變胖了才發現事態嚴重，趕緊採取極度節食的方法瘦身，說來遺憾，我身邊就有許多患者都是這樣變胖的。說得更明白一點，就是「飲食過量會出現代謝症候群，縮短壽命。」已有實驗以各種動物為調查對象，發現貫徹

「八分飽」原則的話，壽命都能增長。

吃東西停不了怎麼辦？餐前做「背部拉筋操」就能解決

在動物的八分飽實驗中，讓每種動物餐餐八分飽，結果水蚤的壽命延長了1.7倍、蜘蛛壽命延長了1.8倍、孔雀魚是1.4倍。每種動物的壽命都延長了，如果人類也依法泡製，應該也能讓壽命延長。

可是，無法拿真人活體實驗，選擇與基因與人類極為相近的紅毛猴實驗，在成長期結束前，所有紅毛猴都餵食一般的飼料，等成長期結束後，再分成兩組對照。一組繼續餵食一般飼料，另一組則是餵食熱量少了30％的低卡飼料。**這個實驗的時間長達17年。最後發現餵食低卡飼料的紅毛猴組髮色很有光澤，皮膚也很光滑，餵食一般飼料的那一組肌膚暗沉、毫無光澤，白髮相當明顯。**

儘管知道八分飽有益健康，還是有許多人一吃東西就停不了口，這時候就「背部拉筋減肥操」就派上用場了，每天進食前做一分鐘，自然就能讓你養成餐餐八分飽的習慣。

寒氣是肥胖元兇！

體溫下降一度，基礎代謝量就會少12%

自古以來人們就說「寒氣是萬病之根」。**人一旦受寒，就會出現頭痛、肩膀酸痛、全身無力倦怠、免疫力下降、腸胃不適等各種症狀。然而，寒氣的破壞力不只如此，它還是導致肥胖的重大原因。**

「受寒與肥胖」兩者之間看似毫無關係，其實受寒正是引發肥胖的重大兇手。身體一受寒，血流循環變差，內臟功能遲鈍，全身的代謝機能也跟著惡化。於是，基礎代謝量降低，所攝取的熱量難以消耗，多餘熱量便轉換為脂肪屯積體內。這就是所謂的「畏冷症肥胖」。

根據理論，當身體受寒導致體溫下降一度，基礎代謝量將減少12%。換言之，攝取同等熱量的話，身體受寒的人，發胖的機率會比未受寒的人高上許多。加上代謝功能變差，本來應該排出體外的水分卻滯留體內，出現水腫症狀。

水腫只會讓身體愈來愈寒，於是更容易胖

身體水腫不只會讓人覺得胖，更慘的是屯積體內的水分會讓身體更受寒，於是更容易發胖，最後就陷入一發不可收拾的惡性循環中。如果你想瘦得健康美麗，首先必須驅除體內寒氣，保暖身體。許多女性朋友認為「大量攝取水分可以排泄老舊廢物，淨化身體」，所以拼命喝水。其實水分正是讓身體受寒的原因。因此，對身體而言，水分攝取太多並不是好事，如果想喝水，請盡量喝常溫的水，想要瘦身的人絕對要少喝冰涼飲料。

鍛練背部筋肉能提高體溫，讓身體暖呼呼

如前所述，日本人的體溫和免疫能力持續下降，當然會引發畏冷症和肥胖等問題。不過，背部拉筋減肥操可以解決這些問題。體溫也與自律神經有密切關係，鍛鍊背部筋肉可以活化自律神經功能，強化肌力讓肌肉變柔軟，當然體溫就會慢慢上升。

笑，是健康長壽的良藥，也是讓瘦身加倍有效的關鍵

「笑口常開」是第三個健康長壽的要訣。雖然大家都懂笑有益健康的道理，不過，直到最近這個道理才廣為眾人接納與認同。

笑的功用

《健康廣場》是日本醫師學會旗下的日醫新聞所發行的一本定期刊物。刊登各種有益健康生活的資訊，我常將書中的文章張貼在診所裡的公告欄，相信到我診所看病的患者應該都曾看過。二〇〇七年二月號的封面主題是**「開懷大笑是沒有副作用的良藥」，內容提到「開懷大笑可以洗滌心靈，讓人充滿活力。」笑的功用絕對不是感覺而已，現在已經獲得科學證實。**日本醫師學會希望大家善用人類天生具備的笑的本能，而發表了這篇文章，內容是這麼寫的：

開懷大笑是沒有副作用的良藥

「開懷大笑可以洗滌心靈，讓人充滿活力。」

從日常生活當中，大家應該都能確切感覺到，心靈與身體的關係是多麼密切。已有報告證實，讓女性類風濕性關節炎患者欣賞一小時的相聲表演，測量其體內導致關節炎惡化的介白素第六因子（Interleikin 6）和壓力荷爾蒙腎上線皮質醇（Cortisol）的數值，發現都比欣賞表演前大幅降低。此外，也確認這些患者的神經功能、內分泌功能和免疫系統功能全部恢復正常。

笑的功用絕非只是一種「感覺」而已，現在已經獲得科學證實。請好好利用人類天生具備的「開懷大笑」本能吧！

資料來源：《健康廣場－笑與健康的特輯》－日本醫師學會發行

透過科學數據證實笑有「提升免疫力」、「降低血壓、舒緩肩膀酸痛和頭痛」、「減緩風濕症痛楚」、「改善血糖值」等的各種功用，這些資料也都被公諸於世。**現在也知道笑還有改善異位性皮膚炎等過敏症狀的效果，也能增加腦**

部血流量，預防失智症。笑不需要花費任何成本，也沒有副作用，確實是相當具有魅力的保健方法（這點與背部拉筋操相同）。

「笑」與「背部拉筋操」是維持健康的黃金組合

美國田納西州納什維爾（Nashville）的班德維爾大學（University of Bandevil）「生物營養學研究所」所長麥可博士（Dr.Michael.B）所率領的研究團隊，於歐洲肥胖會議發表了笑的減肥效果。讓45組的一對朋友待在密閉的房間裡，為了讓被實驗者可以「自然地笑」，沒有告知研究目的，只下了不准說話、不准活動的指令。接下來連續放映五齣喜劇，放映過程中測量這些人笑的時候的心跳數、呼吸次數、氧氣量、碳酸氣體量等數據，還計算了「笑」的時候的熱量消耗量。

一天笑10分鐘，就能消耗50卡的熱量

結果發現，**被實驗者笑的時候，熱量消耗量比平時增加20%。假設一天笑**

10至15分鐘，一天就可以增加50卡的熱量消耗量，一年就可以減重兩公斤。換言之，做背部拉筋操時如果搭配笑的動作，應該可以更提升瘦身效果。

在免疫學上，癌症與過敏的發病原因正好是相反狀況。當免疫力下降，就會引發癌細胞活動；免疫力過強則會出現過敏症狀。笑可以讓下降的免疫力提升，也可以抑制過強的免疫力。

不再為他人影響，開心做自己，也是背部拉筋操的附加價值

背部拉筋操的功用與笑一樣，可以妥善調整自律神經功能。因此，也可說兩者是維持健康的「黃金組合」，當你開始挑戰背部拉筋減肥操，一定會發現自己的體質在改變，身體狀況愈來愈好。所謂的「改變」就是覺得精神好，工作的時候精神愉快，不再胡思亂想、每天愁雲慘霧，不會再被芝麻小事影響心情，開心做自己；起床的時候也是精神飽滿，轉身時更覺得身體輕鬆無比。總之，時時刻刻都覺得舒暢，每天都是快樂的一天。

PART

7

日本免疫權威安保徹V.S減肥名醫佐藤萬成健康對談

「背部拉筋」有助脊椎自律神經平衡，代謝力up，一定瘦！

「背部拉筋操」與「自律神經」是割捨不了的關係

新潟大學研究所醫齒學綜合研究科的安保徹教授是我大學時代的恩師，他是國際免疫學權威，也是多本暢銷書的作者，這次非常榮幸，邀請他針對「背部拉筋與健康」的話題進行對談。我們兩人都有品酒習慣，一邊喝著當地生產的紅酒，一邊愉快地聊著健康話題。

安保 我指導過許多研究生撰寫論文，幫助他們取得博士學位。在我來到新潟任教的第二年，佐藤醫師以研究生身分來上課。歲月如梭，一轉眼已過了17年。確實是光陰似箭，想當年兩人都還年輕。佐藤醫師的論文至今仍是評價很高，可以說是我指導過的學生當中，論文內容最具國際觀。

佐藤 我是從一九九一年五月開始成為醫師的學生，當時我是27歲，因為年輕什麼都不怕，加上體力好，我真的是每天從清早到深夜，完全埋首於研究工作中，現在想想，彷若昨天才發生的事，每件事都覺得歷歷在目。

因為有醫師的指導，我的論文才得以榮登免疫學最高權威雜誌《The Journal of Experimental Medicine》。後來又賜給我機會，有幸於一九九六年在美國舊金山舉行的第九屆國際免疫學會中發表演說，能承擔這些重任，都要感謝醫師對我的提拔。當時演講時我並不覺得緊張，也對自己的英文能力充滿自信，演講後也非常鎮靜地回答所有的提問，可是，活動結束後胃突然痛起來。那是我人生唯一一次因為緊張而胃痛。

「自律神經」對身體健康的重要性

安保 想不到佐藤醫師也會有緊張的時候。你在我門下進行研究的四年時間裡，其他每位醫師看起來都很溫良忠厚，只有你一個人眼光銳利，一臉嚴肅，別人都不太敢和你交談。可是，在國際學會上，還有每當有外國客人造訪時，佐藤醫師一口流暢的英文讓我大吃一驚，我也曾在美國留學過七年，現在講英文還是有著濃濃的青森腔。

佐藤 找我看診的患者中，許多人是安保醫師的忠誠粉絲。其中有位患者告訴我，說他之前在一次偶然的機會下見到醫師，當時他懷著敬畏的心問候醫師，醫師的回應相當坦率隨和，讓他又驚又喜。那位病人說：「安保醫師的青森腔還真是好聽呢！」其實，我有事想拜託安保醫師，這次我要出版《我要瘦10公斤》這本書，可以跟醫師談談與背部伸展有關的健康話題嗎？

安保 提到背部伸展，那就一定要提到「自律神經」。簡單地說，自律神經是控制內臟、血管等功能，調整體內環境的神經，所有的內臟、全身的血管和分泌腺都受自律神經所控制。自律神經和運動神經不同，它不是意識性動作，而是獨立運作，所以我們無法透過意識自由地控制內臟或血管功能。相對而言，**我們之所以能夠無意識下呼吸，為了消化食物而腸胃蠕動，為了維持體溫平衡而流汗，一切都是自律神經作用所致。**

佐藤 自律神經是完全獨立自主的神經，不會聽從意識指示，稱之為「自立神經」也很貼切。

安保　自律神經是由交感神經（清醒狀態或緊張時啟動作用的神經）和副交感神經（睡覺狀態下或放鬆時啟動作用的神經）所組成，對同一器官而言，這兩種神經的作用正好相反。

佐藤　我想大家應該聽過交感神經、副交感神經。可是，對於它們的功能並不瞭解。

壓力是頭號敵人！

安保　交感神經的作用是收縮血管，增加心跳次數；副交感神經則是讓血管擴張，抑制心跳次數，**當小孩子想睡覺的時候，他的手會開始變熱，這就是原本處於優勢的交感神經作用退場，換成副交感神經發揮作用。**

佐藤　這時候血液不會到達頭部，而是朝手指尖移動。用餐後會想睡覺，這是因為大量血液跑到腸胃所致。

安保　確實如你所言。神經元（Neuron）細胞體聚集形成神經節，各神經節扮演著該管轄區域的內臟器官或血管功能，以及分泌調整功能的掌控者角色，頸部喉結下方有星狀神經節等的眾多自律神經的轉運站分布其中，當我們覺得肩頸僵硬或駝背時，星狀神經節會受到壓迫，於是出現自律神經失調症狀。除此之外，**沿著脊椎的腰部也有好幾個自律神經節分布，「背部拉筋運動」可以矯正姿勢，便能解除頸部或腰部的神經節壓迫感，促使自律神經作用恢復正常。**

佐藤 醫師您所發表的「福田─安保理論」有提到，當自律神經功能異常，免疫力會變差，進而引發疾病；當自律神經功能正常，免疫力就會提升，便能治癒疾病。在當時引起熱烈的討論，而且廣為流傳。我認為人會生病，乃是自律神經失衡所引起，其中壓力更是頭號敵人，如同您剛才所言，背部拉筋操可以解除頸部或腰部的神經節壓迫感，促使自律神經作用恢復正常，所以我認為它確實是有益身體健康的運動。

安保 這是無庸置疑的。駝背的人或長時間坐在辦公桌前打電腦、處理工作而讓身體一直保持前傾姿勢的話，頸部自律神經的中樞中心就會受到壓迫。**結果導致血流循環停滯，甚至引發水腫、肥胖，血流循環停滯的話，會促使**

自由基之類的破壞武器被大量製造，自由基會破壞組織，變成慢性化現象的話，將會引發癌症、發炎性疾病、糖尿病、動脈硬化等各種疾病，也會加速衰老。

佐藤 原來如此。我終於懂了，原來姿勢不良就是肥胖、疾病、快速衰老的元兇。所以只要做「背部拉筋減肥操」來矯正姿勢，就能解除自律神經的壓迫感，人也不容易生病，不容易發胖，擁有令人稱羨的好身材。另外還具有抗衰老效果。事實上，抬頭挺胸的人總是給人年輕有活力的印象，駝背的人則顯得老氣。

安保 其實在黎明清晨，也就是天快亮的時候，這段時間人最容易受寒、生病，因為這時人的體溫最低，基礎代謝量也在最低值，正是免疫力最差的時候。**所以我建議大家眼睛一張開時，就在被窩裡伸展一下身體、打呵欠的動作，可以啟動「產熱功能」，讓基礎代謝量再度提升。**

打呵欠則有深呼吸的功能。將屯積在肺裡的老舊廢物排出，便能啟動與提升新陳代謝功能，每天醒來第一件事情就是做背部拉筋操以及打呵欠，就能讓你一整天充滿十足活力。

佐藤 「背部拉筋減肥操」則是鍛鍊背肌與深呼吸的結合，早上醒來時伸展身體和打呵欠，跟我所提倡的起床背部拉筋操有異曲同工之處。

和尚最長壽，為什麼？

安保 我們每天早晨醒來時，很自然地就會雙手向上伸展和打呵欠，但是那是屬於非意識性的反射動作。在書中或演講時，我常說壓力與畏冷症是讓人生病的兩大原因，同時也和肥胖有密切關係，**「背部拉筋操」卻可以擊退畏冷症和壓力，克服了這兩大敵人，有助於提升瘦身成功的效果。這個減肥法絕對會大大流行。**

佐藤 確實如安保醫師所言，背部拉筋減肥操是簡單有效的減肥方法，同時也是改善自律神經功能的優質健康法。事實上已經有許多人因為它的正面附加價值，身體變得更健康，不適症狀也消失了。還有個非常有趣的數據資料，該報告指出各行各業中，**最長壽的人是和尚，認為全素的飲食生活是和尚長**

壽的理由，但我認為修行讓和尚保持正確姿勢，也是長壽的理由之一，因為和尚在念經誦詩的時候，經常都是抬頭挺胸的樣子。

安保 通常健康有自信的人都會抬頭挺胸。相反地，如果是生病且精神不佳的人，很自然地就習慣低頭彎腰，結果姿勢不良的情況更加惡化。

佐藤 醫師，您有看過儀態優美的胖子嗎？即使從醫學觀點來看，我所研究的「背部伸展減肥操」是很有說服力的。安保醫師，想請問您有何看法？

安保 我不需要減肥，如果有病人向我詢問減肥相關問題，我都會推薦佐藤醫師的「背部拉筋減肥操」。**隨時隨地都可以做，而且不需任何花費，也沒有副作用，一定能讓你愈來愈健康。**我也會為了保健，提醒自己時時伸展一下背部。不過，「背部拉筋減肥操」確實是卓越的發明，為了表示敬意，我決定指名佐藤醫師為我的健康理論繼承人。

佐藤 安保醫師，我承受不起啊！今後我還是會繼續努力推廣背部拉筋減肥操，希望能為每個人的健康生活盡一己之力，也請您繼續給予指教。

能滿足「食、性、睡」三種慾望的瘦身法，才是真正會瘦的方法

我在撰寫此書的同時，也嘗試著從許多不同的角度來檢證各種瘦身方法。經過一番檢證後，我確信背部拉筋操具備減肥效果。**而且我也要驕傲地大聲疾呼，這本書絕對是市面上那麼多的減肥書籍中，內容最淺顯易懂，方法也是最簡單的優質瘦身書籍。**

在專業醫師撰寫的減肥書籍中，有些號稱「以淺顯易懂的文字描述，人人都看得懂」，然而事實上是連我這樣的同行都覺得艱澀難懂。即使是我認為「初級水準」的書籍，在一般人眼裡還是會覺得那是相當深奧的專業書籍。

前一陣子獨立行政法人「國立國語研究所」開會討論打算將艱澀的醫療用語換成患者都懂的淺顯用語，最後選出57個常被誤解的臨床慣用名詞進行修正，以中間報告的方式公布結果。比方說將「第二意見」（Second Opinion）

修正為「其他醫師的意見」，將「寬解」修正為「病情處於穩定的狀態」。腫瘤標記（Tumor Marker）則加了「檢查有無罹癌的標準值」的註解，將「代謝症候群」（Metabolic Syndrome）修正為「內臟脂肪屯積，容易引發疾病的狀態」，我覺得這樣反而更艱深難懂。

而整脊師所撰寫的矯正骨盆書籍，**儘管附上照片或插畫，實際做的時候還是覺得難度甚高，連身為醫師的我也看不懂。此外，以香蕉為首的飲食瘦身法或健康食品瘦身法，全部只有三分鐘熱度，很快就放棄，根本無法持之以恆。**

「背部拉筋操」是去病解痛的亮新藥物

食・性・睡是人類三大本能慾望。**吃了許多美食，心情就會愉快，也會睡得安穩，然後就可以變瘦，不能滿足以上三種慾望的瘦身法絕對無法持之以恆。**我自己也嘗試過健康食品瘦身法，但只吃三天就覺得膩了，後來這些昂貴的保健食品也被陳封在櫃子的角落深處了。

「背部拉筋減肥操」是為了有各種理由而無法減肥成功的人所設計的簡易

瘦身法，就像呼吸一樣自然簡單，可以完全融入日常生活中，變成習慣動作。「便宜．便利．迅速」就是它最大的三個優點。我認為本書堪稱是減肥書籍中的「亮新版」。大家可能對「亮新」這個名詞感到陌生吧？在我任職的醫療界，稱呼讓人眼睛一亮的新藥為「亮新藥」。也就是所謂的「革命性新藥」。這本「亮新版」減肥書籍絕對會風靡各地，而且可以看到大家以輕鬆愉快的心情運動，這番景象將會成為司空見慣的情景。

「背部拉筋操」能提升抗癌的免疫力

持續才能產生力量，持之以恆伸展背部的話，除了可以降低體脂肪，還能改善肩膀酸痛、頭痛、暈眩、便秘等因血流循環不佳所引發的各種不適症狀，這些都是實踐者的共同感想。

還有許多人得到了這樣的驗證，本來常常感冒，自從做了背部拉筋操之後，不再感冒，節省了不少的醫療費支出，可以存下更多的錢，這就是意想不到的附帶價值。相較於過去的瘦身法，**背部拉筋減肥操的CP值明顯高出甚多，因**

為伸展背部可以提升免疫力，也因為這樣，連抗癌的免疫能力也跟著提升了，關於這一點，免疫學權威安保徹教授也表示贊同。

另外，背部拉筋操還可以調整失衡的自律神經功能，對於更年期症狀或自律神經失調症狀亦有舒緩效果。令現代人深感困擾的畏冷症、壓力、營養失調等問題，根本原因在於自律神經失調，這些問題全部都可以被改善。

驚人瘦身效果，你一定要試試看

以正確方法成功瘦身的話，多餘脂肪會被燃燒消耗，身體沒有絲毫贅肉，肌肉呈現緊實狀態，**因為肌肉重、脂肪輕，只在意體重數字的話，根本稱不上是健康瘦身。太過在意肥胖指數ＢＭＩ數值的作法，我也不表認同。**

請容我偏離話題一下。我非常喜歡前摔角選手豬木先生，他的口頭禪是「只要身體健康有活力，沒有做不到的事」豬木選手所培育的新人，也就是現在日本摔角界冠軍選手棚橋弘至先生是位大帥哥，身材健美結實，深得女性粉絲喜愛。根據官方網站的資料，棚橋選手的身高是一八一公分，體重一〇一公斤。以ＢＭＩ公式計算的話，棚橋選手的ＢＭＩ數值是101÷（1.81×1.81）＝30.8。如果他做了健康檢查，檢查報告會這麼寫「ＢＭＩ值超過30。過胖。請運動。」可是，我怎麼看都覺得他根本不需要運動。

人類自癒力的神奇，無法筆墨形容

瘦身有無效果，**測量體脂肪是最準確的方法。不方便隨時測量體脂肪的人，如果覺得身體變輕了，或是皮帶的洞往後縮，就表示瘦身有成，因為「瘦身≠體重減輕」**。大約在三年前，我開始推廣「背部拉筋減肥操」。現在包括我在內，已有許多人親身體會到它的驚人效果。也因為如此，我重新感受到人類本能自癒力的神奇，神奇到無法以筆墨形容，只能不斷地說「敬佩」二字而已。

請各位讀者一定要挑戰這麼棒的「背部拉筋減肥操」，為自己創造健康幸福的人生。

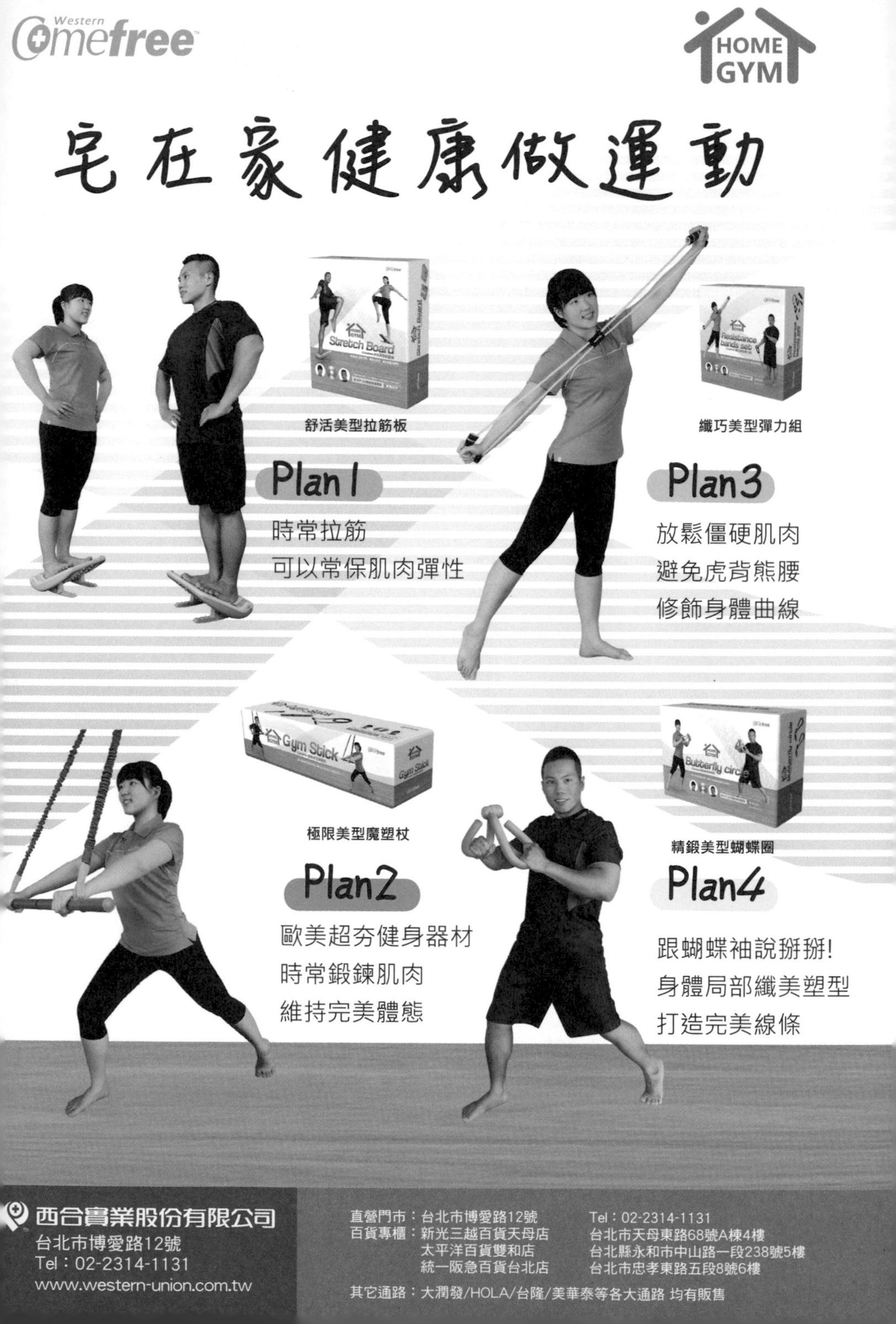
Western
Comefree
HOME GYM
宅在家健康做運動
Stretch Board
舒活美型拉筋板
Plan1
時常拉筋
可以常保肌肉彈性
Resistance bands set
纖巧美型彈力組
Plan3
放鬆僵硬肌肉
避免虎背熊腰
修飾身體曲線
Gym Stick
極限美型魔塑杖
Plan2
歐美超夯健身器材
時常鍛鍊肌肉
維持完美體態
Butterfly circle
精鍛美型蝴蝶圈
Plan4
跟蝴蝶袖說掰掰!
身體局部纖美塑型
打造完美線條
西合實業股份有限公司
台北市博愛路12號
Tel：02-2314-1131
www.western-union.com.tw
直營門市：台北市博愛路12號 Tel：02-2314-1131
百貨專櫃：新光三越百貨天母店 台北市天母東路68號A棟4樓
太平洋百貨雙和店 台北縣永和市中山路一段238號5樓
統一阪急百貨台北店 台北市忠孝東路五段8號6樓
其它通路：大潤發/HOLA/台隆/美華泰等各大通路 均有販售

國家圖書館出版品預行編目資料

我要瘦10公斤：95％的脂肪完全燃燒消失！日本減肥名醫教你最有效的「背部拉筋減肥操」／佐藤萬成原作；黃瓊仙譯. - - 初版. - - 臺北市：采實文化, 民101.04
面； 公分. --（愛美麗系列；010）
ISBN 978-986-6228-31-5（平裝）
1.減重 2.瘦身 3.運動健康
411.94 101000711

愛美麗系列 010

我要瘦10公斤：
95％的脂肪完全燃燒消失！
日本減肥名醫教你最有效的「背部拉筋減肥操」

医者がすすめる 背伸びダイエット

作者 佐藤萬成
譯者 黃瓊仙
總編輯 何玉美
主編 陳鳳如
責任編輯 姜又寧・陳彩蘋
日文編輯 王琦柔
插畫 俞家燕
美術設計 行者創意
內文排版 菩薩蠻數位文化有限公司

出版發行 采實出版集團
行銷企劃 陳佩宜・黃于庭・馮羿勳・蔡雨庭
業務發行 張世明・林踏欣・林坤蓉・王貞玉
會計行政 王雅蕙・李韶婉
法律顧問 第一國際法律事務所 余淑杏律師
電子信箱 acme@acmebook.com.tw
采實文化粉絲團 http://www.facebook.com/acmebook

ISBN 978-986-6228-31-5
定價 280元
初版一刷 101年4月30日
劃撥帳號 50148859
劃撥戶名 采實文化事業有限公司
104台北市中山區南京東路二段95號9樓
電話：02-2511-9798
傳真：02-2571-3298

廣	告	回	信
台北郵局登記證			
台北廣字第03720號			
免	貼	郵	票

采實文化
ACME PUBLISHING
采實文化事業股份有限公司

104台北市中山區南京東路二段95號9樓

采實文化讀者服務部　收

讀者服務專線：（02）2511-9798

我要瘦10kg

95%的脂肪完全燃燒消失！

医者がすすめる背伸びダイエット

I Beauty 愛美麗

愛美麗系列專用回函

系列：愛美麗010

書名：我要瘦10公斤：95%的脂肪完全燃燒消失！日本減肥名醫教你最有效的「背部拉筋減肥操」不想流汗、不想禁食，卻想瘦10公斤的人一定要看這本書！

讀者資料（本資料只供出版社內部建檔及寄送必要書訊使用）：

1. 姓名：
2. 性別：□男 □女
3. 出生年月日：民國　　年　　月　　日（年齡：　　歲）
4. 教育程度：□大學以上 □大學 □專科 □高中（職） □國中 □國小以下（含國小）
5. 聯絡地址：
6. 聯絡電話：
7. 電子郵件信箱：
8. 是否願意收到出版物相關資料：□願意 □不願意

購書資訊：

1. 您在哪裡購買本書？□金石堂（含金石堂網路書店） □誠品 □何嘉仁 □博客來 □墊腳石 □其他：＿＿＿＿＿＿＿＿＿（請寫書店名稱）
2. 購買本書日期是？＿＿＿年＿＿＿月＿＿＿日
3. 您從哪裡得到這本書的相關訊息？□報紙廣告 □雜誌 □電視 □廣播 □親朋好友告知 □逛書店看到□別人送的 □網路上看到
4. 什麼原因讓你購買本書？□對主題感興趣 □被書名吸引才買的 □封面吸引人 □內容好，想買回去做做看 □其他：＿＿＿＿＿＿＿＿＿＿＿＿＿＿（請寫原因）
5. 看過書以後，您覺得本書的內容：□很好 □普通 □差強人意 □應再加強 □不夠充實
6. 對這本書的整體包裝設計，您覺得：□都很好 □封面吸引人，但內頁編排有待加強 □封面不夠吸引人，內頁編排很棒 □封面和內頁編排都有待加強 □封面和內頁編排都很差

寫下您對本書及出版社的建議：

1. 您最喜歡本書的特點：□插畫可愛 □實用簡單 □包裝設計 □內容充實
2. 您最喜歡本書中的哪一個單元？原因是？
3. 您最想知道哪些美容瘦身相關資訊？
4. 未來，您還希望我們出版什麼方向的工具類書籍？